dr. med. ulrich strunz

77 tipps für ein gesundes gehirn

Impressum

Originalausgabe

in der Penguin Random House Verlagsgruppe, Neumarkter Str. 28, 81673 München
www.heyne.de

7. Auflage
Redaktion: Ernst Dahlke
Bildredaktion: Tanja Zielezniak
Coverdesign: Eisele Grafik-Design, München
Layout/Satz: Buch-Werkstatt GmbH, Bad Aibling/Kim Winzen
Druck und Bindung: Pixartprinting, Lavis

Printed in Italy

MIX
Papier | Fördert gute Waldnutzung
FSC® C147178
FSC www.fsc.org

Penguin Random House Verlagsgrupp FSC®N001967

ISBN: 978-3-453-60535-0

Dank

Ich danke Dr. Kristina Jacoby für ihre großartige Unterstützung.

Haftungsausschluss

Die Ratschläge in diesem Buch sind sorgfältig erwogen und geprüft. Sie bieten jedoch keinen Ersatz für kompetenten medizinischen Rat. Alle Angaben in diesem Buch erfolgen daher ohne jegliche Gewährleistung oder Garantie seitens des Autors und des Verlages. Eine Haftung des Autors bzw. des Verlages und seiner Beauftragten für Personen-, Sach- und Vermögensschäden ist ausgeschlossen.

Bildnachweis

Adobe Stock: 166 (evoks24);
Privatarchiv Dr. med. Ulrich Strunz: 8;
iStockphoto: 10 (pixologicstudio), 15 (wetcake), 16 (blueringmedia), 38 (Jacob Wackerhausen), 150 (monkeybusinessimages);
Shutterstock.com: U1 (Dennis Jacobsen), 86 (New Africa), 190 (Robert Kneschke)

dr. med. ulrich
strunz

77 tipps
für ein
gesundes gehirn

Schneller denken, weniger vergessen,
Krankheiten vorbeugen und heilen

So bleibt Ihr Hirn forever young

HEYNE

Inhalt

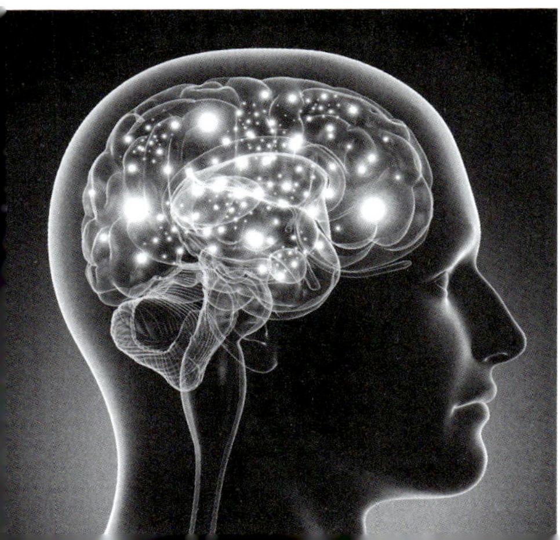

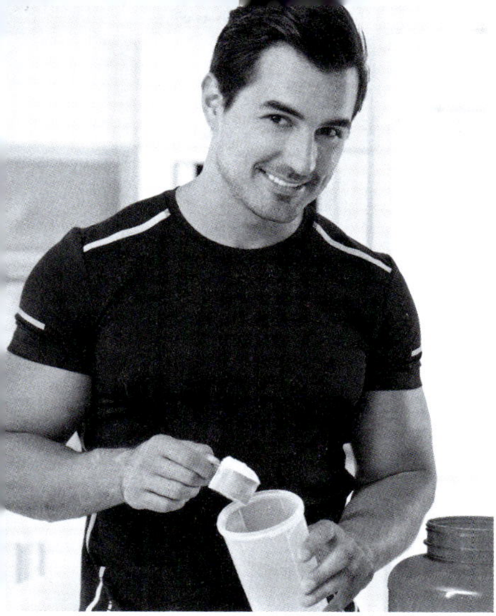

Nährstoffe fürs Gehirn

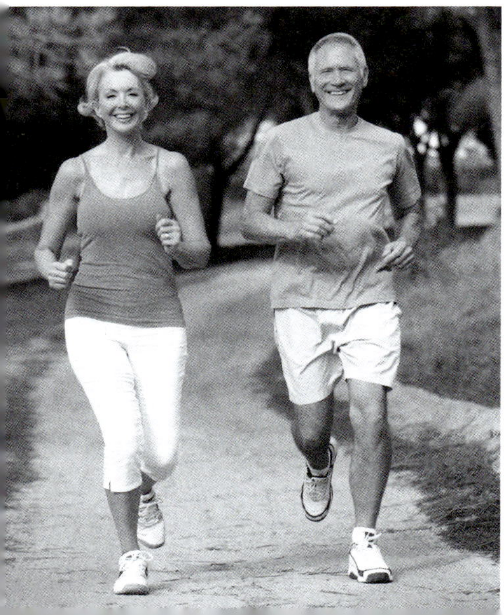

Gehirngesund durch Bewegung

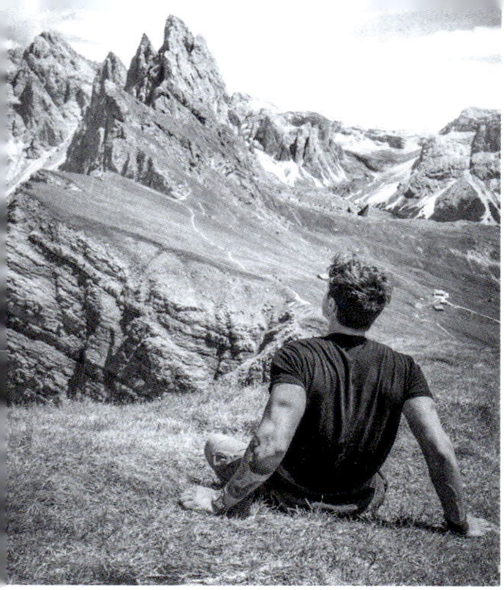

Denken verwandelt das Gehirn

Selbstheilung ist der Weg

Vorwort

Seit 25 Jahren heile ich in meiner Praxis Patienten, die an den unterschiedlichsten Erkrankungen leiden. Einige gelten als schulmedizinisch austherapiert. Das heißt, es gibt keine weiteren Therapieoptionen, die zu einer Heilung oder zu einer erheblichen Verbesserung des Gesundheitszustandes führen. Aus schulmedizinischer Sicht natürlich. Ich heile sie trotzdem. Ich heile, indem ich das Immunsystem meiner Patienten stärke. Nach einer umfangreichen Blutanalyse erhält jeder Klient Empfehlungen zur Einnahme von Nährstoffen. Zusätzlich gilt für alle: keine leeren Kohlenhydrate, Bewegung und entspanntes Denken. Es funktioniert. Tausendfach bewiesen.

Es funktioniert auch bei psychischen und neurodegenerativen Erkrankungen wie Alzheimer oder Depression. Seit kurzem gibt es die wissenschaftliche Erklärung dazu. Fast alle chronischen Gehirnerkrankungen gehen mit Entzündungsreaktionen einher. Indem ich das Immunsystem meiner Klienten stärke, heilen die Entzündungen. Burn-out, Autismus, ADHS und Multiple Sklerose verschwinden. Für Blutanalyse und Nährstoffempfehlungen brauchen Sie jedoch gar nicht in meine Praxis zu kommen. Nehmen Sie Ihre Gesundheit selbst in die Hand. Suchen Sie sich ein Labor, werten Sie Ihre Ergebnisse aus, stellen Sie sich Ihre Nährstoffe zusammen. Sie können sich heilen. Alles Wissen hierzu finden Sie in diesem Buch. Wissen, mit dem Sie sich auch vor Schlaganfall oder psychischen Erkrankungen schützen können.

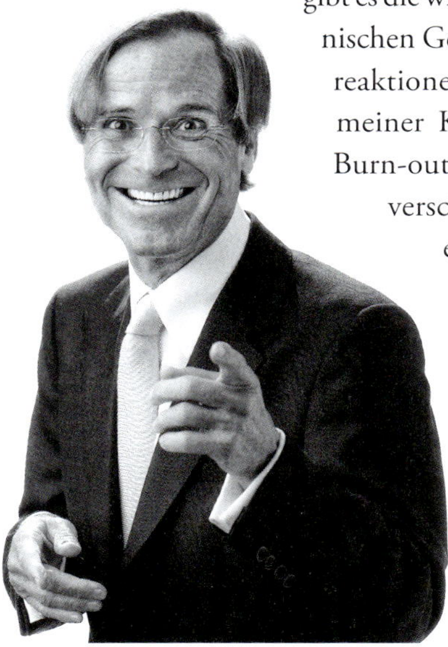

Nachdem mein Buch »77 Tipps für ein gesundes Herz« vor einem Jahr vollkommen neu überarbeitet vielen Menschen zu mehr Gesundheit verholfen hat, ist nun das Gehirn an der Reihe. Insbesondere weil immer mehr Menschen von Depression und Burn-out betroffen sind. Allein in Deutschland leiden ca. fünf Millionen Menschen daran. Auch Alzheimer, Multiple Sklerose und Parkinson nehmen rasant zu. Schlimm. Die Schulmedizin steht den Erkrankungen oft genug machtlos gegenüber.

Dabei ist die Wissenschaft viel weiter. Sie weiß, warum diese Krankheiten entstehen und wie Sie sich vor ihnen schützen können. Am besten so früh wie möglich. Denn erste Veränderungen in Richtung Alzheimer treten 15 bis 20 Jahre vor den ersten Symptomen auf. Also mit Anfang 40 bis Mitte 50. Das muss nicht sein, wenn Sie frühzeitig Ihr Leben auf gesund schalten. Sollten Sie bereits an einer Gehirnerkrankung leiden, so gibt es Heilung, auch für Sie! Alles wissenschaftlich untersucht und bewiesen.

Ich wünsche Ihnen viel Freude bei der Lektüre dieses Buches und dabei, Ihre Selbstheilungskräfte zu aktivieren.

Herzlichst Ihr

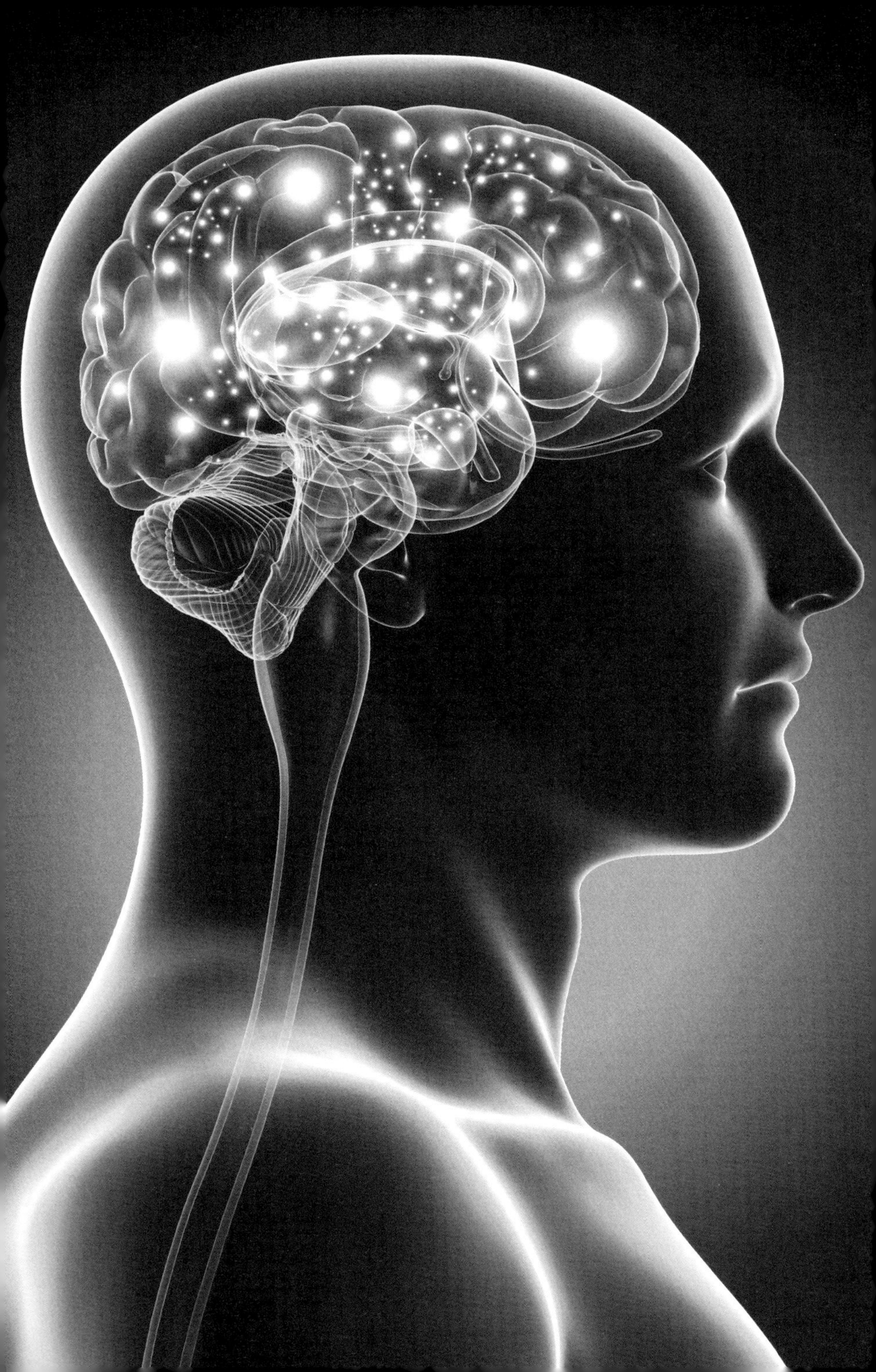

Wie das Gehirn funktioniert

Ihr Gehirn ist etwas Besonderes, es ist die zentrale Schaltstelle für Ihr Leben. Da es so wichtig ist, wird es besonders geschützt mit dem Schädel und einer speziellen Filteranlage, die nur ausgewählte Stoffe hineinlässt. Es hat sein eigenes Immunsystem und verfügt über eine extra Schadstoffentsorgung, die nachts anspringt. Alles sehr raffiniert. Damit Ihr Gehirn einwandfrei funktioniert, braucht es Nährstoffe, vor allem Fett. Und gesunde Bakterien im Darm. Wussten Sie das?

TIPP 1

Es gibt nur eine Krankheit

Wir stehen an einem Wendepunkt in der medizinischen Forschung. Neuste wissenschaftliche Erkenntnisse weisen darauf hin, dass es nicht Tausende verschiedene Erkrankungen gibt, sondern nur eine, die sich in unzähligen Symptomen äußert. Von Kopfschmerzen bis zu Autismus, von Allergien bis zu Krebs, von Verdauungsproblemen bis zu Gelenkerkrankungen.

Der Grund aller chronischen Beschwerden sind Entzündungsreaktionen![1]

Bislang brachten Mediziner Entzündungen vor allem mit Erkältungskrankheiten oder Magen-Darm-Problemen, mit Infektionen nach Verletzungen und schwerwiegenden Virusinfektionen in Zusammenhang. Dass aber auch Kohlenhydrate oder Alkohol, Mangel an Vitaminen und Mineralstoffen sowie Bewegungsmangel zu chronischen Entzündungsreaktionen führen, diese Erkenntnisse sind neu. Sie werden die Behandlung von chronischen Erkrankungen in den nächsten Jahrzehnten hoffentlich revolutionieren. Da das Grundprinzip der Erkrankung, die chronische Entzündungsreaktion, überall gleich ist, gibt es auch nur eine Therapie: die Stärkung des Immunsystems. Diese Erkenntnis wurde 2018 mit der Vergabe des Medizinnobelpreises honoriert, jedoch nur bezogen auf Krebs. Wir in Roth setzen seit 25 Jahren genau dort an. Wer meinen Empfehlungen folgt, stärkt sein Immunsystem. Daher ist die Behandlung mit Nährstoffen und Bewegung so erfolgreich. Chronische Entzündungsreaktionen verschwinden.

Wissenschaftler haben mittlerweile bewiesen, selbst Depression und Schizophrenie gehen mit Entzündungsreaktionen einher. Prof. J. Meyer aus Toronto verglich die Gehirne von Depressiven und Gesunden. Bestimmte Immunzellen waren bei den Kranken deutlich aktiver als bei den Gesunden. Prof. J. Meyer wörtlich: »Unsere Ergebnisse liefern den bisher überzeugendsten Beweis für eine Entzündung im Gehirn während einer schweren Depression.«

Die Entzündungen entstehen durch schädliche Stoffe wie Zucker und Cortisol, das Stresshormon. Zusätzlich ist meist das Immunsystem geschwächt, da ihm wichtige Nährstoffe fehlen. Allem voran essenzielle Aminosäuren, Fettsäuren, Mineralstoffe wie Zink, Selen und Magnesium und Vitamine wie Vitamin D, B-Vitamine und Vitamin C. Diese Kombination aus Belastungen und Mängeln ist die eine chronische Krankheit. Diese Krankheit heilen Sie, indem Sie Ihr Immunsystem stärken und schädliche Stoffe aussortieren.

PRAXISTIPP !

Denken Sie neu über Ihre Beschwerden

Sie leiden nur an einer Krankheit: Entzündungsreaktionen.
Und die können Sie heilen.

TIPP 2

Sorgen Sie für Ihre Nervenzellen

Das Gehirn leidet, wenn ihm wichtige Nährstoffe fehlen. Nervenzellen brauchen Fettsäuren für ihre Zellmembranen und zur Energieherstellung. Proteine, um Botenstoffe zu bilden, und Mineralstoffe zur Weiterleitung von Signalen. Und darüber hinaus brauchen Gehirnzellen noch vieles mehr. Fehlen wichtige Nährstoffe, leiden die Zellen und das Gehirn erkrankt.

Das Gehirn besteht aus ca. 100 Milliarden Nervenzellen. Sie werden auch Neurone genannt. Jedes Neuron hat einen Zellkörper, von ihm gehen kleine Seitenärmchen und ein langer Arm ab. Die kleinen Seitenärmchen heißen Dendriten, der große Arm Axon. Ihre Zellmembranen bestehen zum Großteil aus Fettsäuren. Daher sollten Sie viele Fette essen, Ihre Nervenzellen brauchen sie. Das menschliche Gehirn besteht zu 30 Prozent aus den essenziellen Omega-3-Fettsäuren DHA und EPA.

An den Spitzen der vielen kleinen Seitenärmchen sowie am Ende des Axons befinden sich die Synapsen. Hier stößt eine Nervenzelle mit der nächsten aneinander. Mithilfe der Synapsen verknüpfen sich die Nervenzellen untereinander. Einige Nervenzellen haben nur wenige Synapsen, andere über 100 000. Im Mittel sind es ungefähr 1000 Synapsen pro Nervenzelle.

Über die Synapsen tauschen die Nervenzellen Informationen aus. Hierzu benötigen die Zellen Neurotransmitter, die teilweise in den Nervenzellen direkt hergestellt werden. Zur Synthese der Botenstoffe werden vor allem Aminosäuren wie Tryptophan und Glutaminsäure benötigt. Die Herstellung funktioniert aber nur, wenn auch ausreichend Mineralstoffe wie Magnesium und Zink vorhanden sind sowie Vitamine. Vor allem B-Vitamine.

Nerven leiten Informationen auch mithilfe elektrischer Signale weiter. Hierzu öffnen sich Kanäle, die sich in den Zellmembranen befinden. Kalzium- und Natriumionen dringen durch die Kanäle ein, später strömen Kaliumionen aus. Dadurch verändert sich die elektrische Spannung entlang der Zellmembran. Damit die Zellen auf diese Weise ihre Signale weiterleiten können, sind sie auf die Versorgung mit Mineralstoffen wie Kalium, Kalzium und Natrium angewiesen.

Das elektrische Signal kann sehr schnell den langen Arm der Nervenzelle, das Axon, passieren, da es von einer isolierenden Schicht umgeben ist. Sie heißt Myelinschicht. Die Myelinschicht besteht zu 70 Prozent aus Fetten und zu 30 Prozent aus Proteinen. Für die Bildung der Myelinschicht werden vor allem B-Vitamine benötigt.

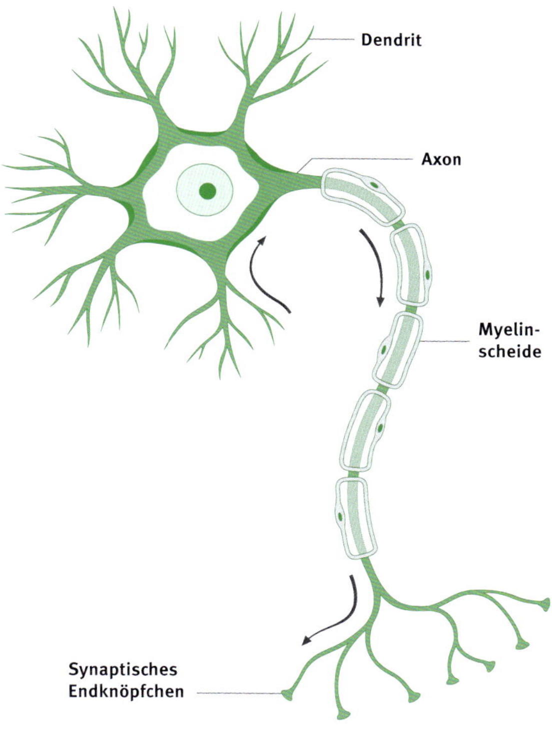

Schematischer Aufbau einer Nervenzelle

TIPP **3**

Schützen Sie Ihre Mitochondrien

Chronische Erkrankungen des Gehirns gehen fast immer mit mitochondrialer Dysfunktion einher. Mitochondrien sind Untereinheiten jeder Zelle. In ihnen werden Energiemoleküle hergestellt. Sie heißen ATP oder **A**denosin**tri**p**h**osphat. Alle Abläufe im Körper sind auf diese Energiemoleküle angewiesen. Mitochondriale Dysfunktionen und Entzündungsreaktionen treten nahezu immer gemeinsam auf. Stimmt etwas mit den Mitochondrien in den Nervenzellen nicht, erkrankt das Gehirn.

Gehirnzellen benötigen sehr viel Energie, daher haben sie besonders viele Mitochondrien. Bis zu mehreren Tausenden können sich in einer Nerven-

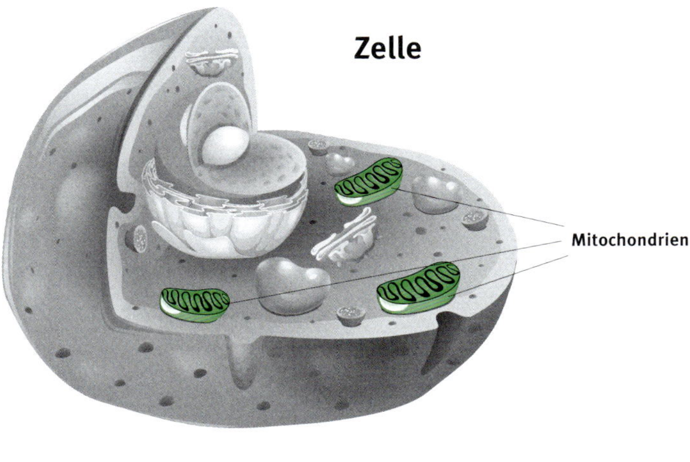

Zelle mit halb aufgeschnittenen Mitochondrien.
Eine Körperzelle besitzt jedoch weit mehr Mitochondrien, die zudem wesentlich kleiner sind, als in der Skizze dargestellt.

zelle befinden. Die Kraftwerke der Zelle stellen entweder aus Kohlenhydraten, Fettsäuren oder Proteinen Energiemoleküle her. Je nachdem, was ihnen zur Verfügung steht. Wenn sie Kohlenhydrate verwenden, entstehen vermehrt freie Radikale. Wird ATP hingegen aus Fettsäuren hergestellt, verringert sich die Menge an freien Radikalen. Freie Radikale sind äußerst reaktionsfreudige Atome oder Moleküle, da ihnen ein Elektron fehlt. Kommen sie mit Zellmembranen der Mitochondrien, mit Enzymen, die für die Herstellung von Energie benötigt werden, oder mit der mitochondrialen DNA in Kontakt, klauen die freien Radikale diesen Stoffen ein Elektron. Sie sind dann wieder komplett. Doch den Stoffen, mit denen sie reagiert haben, fehlt dann ein Elektron. Den Molekülen der Membran, der DNA oder anderen Stoffen. Mitochondrien werden beschädigt, die mitochondriale Dysfunktion ist da.

Neben den Angriffen durch freie Radikale reagieren Mitochondrien empfindlich auf Vitamin- und Mineralstoffmangel. Die Abläufe innerhalb der Zellkraftwerke geraten durch den Mangel aus der Balance. Darüber hinaus setzen Chemikalien wie Nikotin oder Pflanzenschutzmittel den Mitochondrien zu. Ebenso wirken sich viele Medikamente wie Betablocker, Metformin, Statine, Schmerzmittel wie Ibuprofen, Diclofenac, Paracetamol und viele weitere negativ auf die Funktionalität von Mitochondrien aus.

Dieser Schaden an den Mitochondrien durch Kohlenhydrate, Giftstoffe und Medikamente kann zu Krankheiten wie Autismus, Depression, Schizophrenie, Parkinson, Fatigue, Demenz, Multipler Sklerose oder anderen Gehirnerkrankungen führen.

Mitochondrien heilen, wenn sie Energie aus Fettsäuren herstellen. Daher ist No Carb für die Heilung essenziell. Zusätzlich unterstützen folgende Nährstoffe die Gesundheit der Mitochondrien:

Carnitin: Die Aminosäure verstärkt den Transport von Fettsäuren in die Mitochondrien. Dadurch steigt die gesunde Herstellung von Energie aus Fettsäuren.

Vitamin C: Das Vitamin fängt freie Radikale in den Mitochondrien ab. Besonders effektiv wirkt Vitamin C, wenn es zusammen mit Vitamin E eingenommen wird.

Vitamin E: Am wirksamsten gegen freie Radikale wirkt Vitamin E in Form von Alpha-Tocopherol.

B-Vitamine: Die Vitamine B_1, B_2, B_3, B_5, Biotin, Folsäure und B_{12} sind für die Herstellung von Energiemolekülen in den Mitochondrien essenziell.

Creatine: Die organische Säure trägt zur Bildung von Energiemolekülen (ATP) bei. Der Körper stellt Creatine selbst her. Wenn die Mitochondrien jedoch bereits Schaden genommen haben, lohnt sich die zusätzliche Einnahme. Fleisch enthält besonders viel Creatine.

Alpha-Liponsäure: Die schwefelhaltige Fettsäure schützt die Mitochondrien vor freien Radikalen.

Arginin: Die Aminosäure übernimmt wichtige Funktionen im Immunsystem. Das wirkt sich positiv auf die Mitochondrien aus.

Selen: Der Mineralstoff entschärft indirekt freie Radikale, da viele Enzyme mit antioxidativer Wirkung Selen für ihre Funktionalität benötigen.

No Carb und Nährstoffe heilen Mitochondrien und damit chronische Gehirnerkrankungen. No Carb und Nährstoffe schützen jedoch auch das Gehirn, sodass Erkrankungen erst gar nicht entstehen.

Unsere heutige Ernährung enthält diese lebenswichtigen Stoffe nicht mehr in ausreichenden Mengen. Grund sind ausgelaugte Böden, lange Transportwege und die Verarbeitung der Lebensmittel. Bioerzeugnisse enthalten durchschnittlich mehr Nährstoffe als konventionell hergestellte Nahrungsmittel. Doch selbst wenn Sie sich ausschließlich von Bioprodukten ernähren, besteht die Gefahr eines Nährstoffmangels. Mit als Erstes leiden die Mitochondrien darunter. Mitochondriale Dysfunktion zeigt sich unter anderem durch Leistungsabfall oder Müdigkeit, Stimmungsschwankungen oder Probleme, das Gewicht zu halten. Die meisten werden dazu sagen: Das ist das Alter, das ist normal. Nein, es ist nicht das Alter, es sind die Mitochondrien. Die von freien Radikalen angegriffen werden, da sie Energie aus Kohlenhydraten anstelle von Fettsäuren herstellen, und denen wichtige Nährstoffe fehlen.

TIPP 4

Stärken Sie Ihre Blut-Hirn-Schranke

Gehirnzellen sind empfindlich, daher werden sie besonders geschützt. Die Blutgefäße, die durch das Gehirn führen, sind von einer speziellen Schicht ummantelt. Sie wird Blut-Hirn-Schranke genannt. Sie ist mit einer Filteranlage vergleichbar. Sie bestimmt, welche Stoffe aus dem Blut in die Nervenzellen gelangen und welche nicht. Die Blut-Hirn-Schranke lässt Sauerstoff, Glukose, Elektrolyte, spezielle Eiweißstoffe, Insulin und viele weitere Moleküle ins Gehirn. Draußen bleiben müssen einige Neurotransmitter, denn sie würden die Balance der Botenstoffe im Gehirn zu stark verändern. Die Blut-Hirn-Schranke hält auch Krankheitserreger und Giftstoffe zurück. Die Filteranlage funktioniert jedoch nicht bei Alkohol, Nikotin und anderen Drogen. Auch lässt sie Narkosemittel durch – zum Glück. Die Blut-Hirn-Schranke kann jedoch löchrig werden, dann gelangen schädliche Stoffe ins Gehirn. Dies führt zu vermehrten Entzündungsreaktionen. Infolgedessen erkrankt das Gehirn.

Die Blut-Hirn-Schranke durchzieht das gesamte Rückenmark und das Gehirn. Doch es gibt Stoffe, die die Blut-Hirn-Schranke angreifen. Besonders gefährlich sind Zucker, Gluten und Homocystein. Ein Team von Wissenschaftlern aus Texas studierte den Zusammenhang zwischen hohen Blutzuckerspiegeln und neuronaler Degeneration wie Alzheimer. Hohe Blutzuckerspiegel treten nach kohlenhydratreichen Mahlzeiten auf. Die Wissenschaftler stellten fest, dass erhöhte Blutzuckerspiegel das Filtersystem der Blut-Hirn-Schranke beschädigen. Normalerweise liegen die Zellen, die die Blut-Hirn-Schranke bilden, eng nebeneinander. Somit gelangt kein Molekül unkontrolliert ins Gehirn. Bei hohen Blutzuckerspiegeln verlieren die Zellen die Fähigkeit der engen Bindungen. Dadurch entstehen winzige Löcher in der Isolierschicht. Stoffe strömen daraufhin unkontrolliert von den Blutgefäßen zu den Gehirnzellen.

Stoffe, die für das Gehirn gefährlich sind. Die Blut-Hirn-Schranke ist kaputt. Die Zellen im Gehirn wehren sich gegen die Fremdkörper mit Entzündungsreaktionen. Entzündungsreaktionen, die zu Autismus, Depression oder Alzheimer führen können. Der Schaden an der Blut-Hirn-Schranke ähnelt dem Leaky-Gut-Syndrom, dem löchrigen Darm. Daher wird vermehrt vom Leaky-Brain-Syndrom gesprochen, dem löchrigen Gehirn.

Zucker lässt nicht nur Löcher im Filtersystem entstehen, er verändert auch die Filterleistung der Zellen der Blut-Hirn-Schranke, zum Beispiel für Beta-Amyloid. Bei hohen Blutzuckerspiegeln steigt die Konzentration von Beta-Amyloid im gesamten Blutkreislauf. In geringen Mengen braucht das Gehirn diesen Stoff. Es spielt eine wichtige Rolle bei der Weiterleitung von Reizen. Reichert sich jedoch Beta-Amyloid im Gehirn an, kann dies zu Alzheimer führen. Die Zellen der Blut-Hirn-Schranke entscheiden darüber, wie viel Beta-Amyloid aus dem Blut zu den Gehirnzellen gelangt. Bei hohen Blutzuckerspiegeln transportieren sie jedoch vermehrt Beta-Amyloid zu den Gehirnzellen! Das ist gefährlich fürs Gehirn. Sie vermeiden den gefährlichen Anstieg und vermehrten Transport von Beta-Amyloid ins Gehirn durch konsequentes No Carb, mit dem Verzicht auf Kohlenhydrate.

Bei hohen Blutzuckerspiegeln verändern sich auch die Mengen an Aminosäuren, Insulin, Cholin und weiteren Stoffen, die durch die Blut-Hirn-Schranke transportiert werden. Das bringt die Biochemie des Gehirns durcheinander.[3]

Gluten steht ebenfalls im Verdacht, die Blut-Hirn-Schranke anzugreifen. Derzeit erforscht ein Team aus Kopenhagen den Effekt. Bislang haben sie jedoch noch keine Ergebnisse veröffentlicht.

Neben Zucker und Gluten setzt Homocystein der Blut-Hirn-Schranke zu. Homocystein ist ein Zwischenprodukt im Aminosäurestoffwechsel und kommt daher in geringen Mengen im Körper natürlicherweise vor. Fehlen wichtige Nährstoffe wie Folsäure und Vitamin B_{12}, funktioniert dieser spezielle Aminosäurestoffwechsel nicht mehr. Homocystein reichert sich daraufhin an. Der Stoff ist gefährlich und schädigt Gehirn wie Blutgefäße. Wissenschaftler der Harvard Medical School untersuchten die Wirkung von Homocystein auf die Blut-Hirn-Schranke. Nicht beim Menschen, sondern bei Mäusen. Da Mäuse ebenfalls wie der Mensch zu den Säugetieren gehören, sind viele Abläufe vergleichbar. Zunächst setzten die Forscher die Mäuse auf eine Diät, die den Homocysteinspiegel ansteigen ließ. Das Futter enthielt wenig Folsäure, wenig Vitamin B_6 und B_{12} sowie kaum Cholin. Cholin gilt als vitaminähnliche Substanz und kommt in hoher Konzentration in Eigelb und in Leber vor. Niedrige Folsäure, Vitamin-B_6- und Vitamin-B_{12}-Werte messe ich bei meinen Patienten regelmäßig. Man könnte sagen, die Mäuse wurden auf eine Diät gesetzt, die in den Industrienationen als normal gilt. Nach zwei Monaten wurde die Blut-Hirn-Schranke der Tiere untersucht sowie ihr Homocysteinspiegel gemessen. Die Diät hatte ihr Ziel erreicht, der Homocysteinspiegel war erhöht. Weiterhin wurde die Blut-Hirn-Schranke durchlässiger. Stoffe, die das Gehirn schädigen, drangen in die Nervenzellen ein. Die Wissenschaftler schließen daraus, dass erhöhte Homocysteinspiegel zu der Entstehung von Alzheimer, Parkinson sowie weiteren Gehirnerkrankungen beitragen. In dem Versuch haben acht Wochen gereicht, um den Schaden herbeizuführen.[4] Der durchschnittliche Mitteleuropäer ernährt sich ein Leben lang auf diese Weise. Kein Wunder, wenn Alzheimer, Parkinson und Depressionen rasant zunehmen.

Wieder zeigt es sich, dass der Lebensstil das Gehirn erkranken lässt. Allem voran Kohlenhydrate. Die Ernährung, die bei uns als normal gilt, ist nicht normal, sie macht krank. Insbesondere der Konsum von Zucker ist in den letzten 200 Jahren um 1200 Prozent gestiegen. Sie haben richtig gelesen: um eintausendzweihundert Prozent, von durchschnittlich ca. zwei Kilogramm pro Jahr auf 26 Kilogramm pro Person pro Jahr. Zucker, der die Blut-Hirn-Schranke schädigt und damit das Alzheimerrisiko erheblich erhöht. Wenn Sie sich vor Alzheimer schützen wollen, verzichten Sie konsequent auf Kuchen, Süßigkeiten und Alkohol. Natürlich gehört auch der Verzicht auf Weißmehlprodukte dazu. Kauen Sie nur mal lang genug auf einem Stück Weißbrot herum. Sie werden merken, dass es sich bereits im Mund zu Zucker zersetzt.

TIPP 5

Kümmern Sie sich um Ihren Darm

Das Gehirn hat direkten Kontakt zum Darm und umgekehrt. Daher hängt die Gesundheit des Gehirns vom Darm ab. Ist der Darm entzündet, was bei chronischen Verdauungsproblemen häufig der Fall ist, breiten sich Entzündungsreaktionen schnell bis ins Gehirn aus. Momentan werden die Zusammenhänge zwischen Darm und chronischen Krankheiten intensiv erforscht. Unter anderem fanden Wissenschaftler heraus, dass Personen, die an Autismus, Alzheimer, Parkinson, Depressionen oder anderen Erkrankungen des Gehirns leiden, häufig ein gestörtes Mikrobiom haben. Das heißt, die Zusammensetzung der Bakterien im Darm weicht vom Idealzustand ab. Oft finden sich zudem Entzündungsreaktionen im Darm.

Erst seit ca. zehn Jahren wird das Mikrobiom intensiv erforscht. Die Erkenntnisse sind von enormer Tragweite. Mittlerweile steht fest: Der Darm nimmt bei der Heilung wie auch bei der Entstehung chronischer Gehirnerkrankungen eine zentrale Rolle ein. Wer sich vor Depressionen oder Alzheimer schützen möchte, tut gut daran, sich um seine Darmgesundheit zu kümmern. Nehmen Sie daher Verdauungsstörungen oder einen Reizdarm ernst! Werden Sie aktiv!

Die Interaktion zwischen dem Mikrobiom und dem Gehirn verläuft in beide Richtungen. Das Gehirn erhält Informationen über den Zustand des Darms und sendet Signale, die unter anderem die Darmbewegung und die Schleimbildung regulieren. Bakterien, Darmzellen und Gehirnzellen kommunizieren mithilfe von Hormonen, des Immunsystems oder direkt über Nervenimpulse.

Ein gesunder Darm kümmert sich fürsorglich um das Gehirn. Denn im Darm entsteht ein Wachstumsfaktor, der für die Bildung und Vernetzung von Nervenzellen zuständig ist. Er heißt BDNF. Das ist die Abkürzung für brain-derived neurotrophic factor, was so viel heißt wie:

Faktor, der auf Nervenzellen wirkt. Der Wachstumsfaktor fördert die Entstehung neuer Synapsen, also Verbindungen zwischen den Nervenzellen. Das verbessert Gedächtnis und Denkfähigkeit. BDNF fördert auch das Wachstum neuer Gehirnzellen, besonders bei Erwachsenen. Durch seine Wirkung auf die Gedächtnisleistung und die Entwicklung neuer Gehirnzellen wirkt der Wachstumsfaktor neurodegenerativen Erkrankungen direkt entgegen. Wenn das Mikrobiom gestört ist, kommt es entweder zu einem Mangel oder Überschuss an BDNF. In vielen Studien wurde gezeigt, dass abnormale BDNF-Spiegel in Zusammenhang mit Depression, Schizophrenie, Zwangsstörungen, Alzheimer, Demenz, Anorexia nervosa, Bulimia nervosa, Epilepsie, dem Rett-Syndrom und vielen weiteren steht. Dabei tritt ein BDNF-Mangel häufiger auf als ein Überschuss.

Die richtige, die gesunde Darmflora ist der Wunschtraum all derer, die in einer Stuhlprobe ihr Mikrobiom haben untersuchen lassen. Einen gesunden Befund habe ich noch nie gelesen. Kein Wunder, denn Antibiotika schädigen die Darmflora über Monate bis Jahre. Zudem führt eine kohlenhydratreiche Ernährung zur Vermehrung schlechter Darmbakterien. Auch der Mangel an Ballaststoffen schadet dem Mikrobiom. Die Bakterien in Ihrem Dickdarm spiegeln präzise Ihre Ernährung wider. Und die lässt fast immer zu wünschen übrig.

Neben dem Mikrobiom ist die Darmwand essenziell für die Hirngesundheit. Die Darmwand kann löchrig werden, das Syndrom heißt Leaky Gut, zu Deutsch durchlässiger oder löchriger Darm. Die Löcher sind mikroskopisch klein. Der Nachweis erfolgt daher meist über einen Bluttest und nicht direkt an der Darmwand. Diese Tests sind möglich, da sich im Blut Betroffener bestimmte Stoffe finden, die für einen Leaky Gut typisch sind. Durch die winzig kleinen Löcher dringen Fremdkörper ein. Es entstehen Entzündungsreaktionen, die auch bis ins Gehirn wandern können. Insbesondere stehen Depression und Fatigue im Zusammenhang mit Leaky Gut. Das Syndrom entsteht durch die Einnahme von Antibiotika, durch den Verzehr von Zucker, Weißmehl und glutenhaltigen Nahrungsmitteln, durch Pilzinfektionen und Viren, durch Vitamin-D-Mangel, Stress, Schwermetalle und Schimmelpilze.

Leaky Gut führt nicht nur zu chronischen Entzündungsreaktionen, das Syndrom tritt häufig zusammen mit dem Leaky Brain auf, bei dem die Blut-Hirn-Schranke angegriffen ist. Schädliche Stoffe gelangen dadurch ins Gehirn und lösen dort Entzündungen aus.

PRAXISTIPP!

Bringen Sie Ihr Mikrobiom in Ordnung

- Ob Ihr Darm gesund ist oder nicht, können Sie mit der Bristol-Stuhlformen-Skala überprüfen. Im Internet finden Sie hierzu entsprechende Bilder.
- Wenn Ihr Stuhl vom Idealzustand abweicht, sollten Sie sich um Ihr Mikrobiom kümmern. Hilfreich ist die Einnahme von Darmbakterien (Probiotika) sowie von Ballaststoffen, die das Wachstum der Darmbakterien fördern (Präbiotika).
- Weiterhin wird sich Ihre Darmgesundheit verbessern, wenn Sie auf Kohlenhydrate verzichten (No Carb) und zudem viel frisches Biogemüse essen.
- Förderlich bei zu festem Stuhl:
  - Magnesium
  - Ausdauersport
  - vermehrte Flüssigkeitsaufnahme
  - Naturjoghurt
- Förderlich bei zu weichem Stuhl:
  - Stress reduzieren
  - Vitamin B_{12}
  - Verzicht auf Alkohol, Zucker und Zuckerersatzstoffe, Kaffee und Milchprodukte

TIPP 6

Kennen Sie das Immunsystem Ihres Gehirns

Das Gehirn hat seine eigene Immunabwehr. Sie besteht aus speziellen Zellen, Mikrogliazellen genannt, und jeder Menge Botenstoffe. Weiße Blutkörperchen, die in Rumpf, Armen und Beinen für die Abwehr von Fremdstoffen, Bakterien und Viren sorgen, können die Blut-Hirn-Schranke nicht überwinden. Daher unterscheidet sich das Immunsystem des Gehirns von dem des restlichen Körpers.

Mikrogliazellen sind Immunzellen und Gehirnzellen zugleich. Es gibt viele verschiedene Arten von Mikrogliazellen. Einige haben keinen festen Standort. Stattdessen wandern sie dorthin, wo sie gebraucht werden. Neben ihrer Aufgabe als Immunzellen üben Mikrogliazellen weitere Funktionen aus. Sie unterstützen die Entwicklung neuer Nervenzellen und helfen, wenn Nervenzellen repariert werden müssen. Sie transportieren Fette, sind an der Übertragung von Nervensignalen beteiligt und regulieren Entzündungsreaktionen. Kurz: Ohne Mikrogliazellen geht nichts im zentralen Nervensystem. Sie sind die Superhelden unter den Zellen.

Wo immer eine Schwäche auftritt, Mikrogliazellen melden sich zur Stelle. Mit ausgebreiteten Armen betasten sie Axone, Dendriten und Synapsen auf Unebenheiten. Sie schützen das Gehirn vor Mikrobeninvasionen, Demyelinisierungen, Traumata, Krebs und defekten Zellen. Sie überwachen, stimulieren, bereinigen, warten, kommunizieren, kommandieren, berechnen, kämpfen, und das alles gleichzeitig.

Im gesunden Gehirn bilden Mikrogliazellen ein gleichförmiges Netz um die Nervenzellen. Mikrogliazellen gibt es nicht nur im Gehirn, sondern auch im Rückenmark. Ihre Anzahl übersteigt die der Nervenzellen! Das zentrale Nervensystem besteht zu 70 Prozent aus Mikrogliazellen.

Dringen Erreger oder Fremdstoffe ins Gehirn ein, insbesondere weil die Blut-Hirn-Schranke nicht funktioniert, reagieren die Mikrogliazellen binnen Minuten. Sie verändern die Struktur ihres Netzwerkes und bilden Fresszellen, die Fremdkörper oder Keime beseitigen. Vor allem aber bilden die Mikrogliazellen verschiedene Botenstoffe, die Entzündungsreaktionen fördern. Die Entzündung im Gehirn breitet sich immer weiter aus. Mikrogliazellen reagieren nicht nur, wenn Fremdstoffe durch die löchrige Blut-Hirn-Schranke eindringen, sie reagieren ebenfalls, wenn zu viele freie Radikale ihr Unheil treiben. Besonders viele freie Radikale entstehen, wenn Mitochondrien aus Kohlenhydraten Energie herstellen. Wenn Sie also Pasta, Pizza oder ein belegtes Baguette essen, merken das Ihre Mikrogliazellen und reagieren mit Entzündungsreaktionen.

Selbst bei psychischem Stress verändern Mikrogliazellen ihre Aktivität und schalten auf Alarm. Sie bilden entzündungsfördernde Zytokine. Entzündungen im Gehirn sind typisch für Depressionen oder Migräne. Beides wird häufig durch Stress ausgelöst. Egal ob durch Kohlenhydrate oder Stress hervorgerufen, Mikrogliazellen stellen im Alarmzustand neben den entzündungsfördernden Zytokinen weitere Stoffe her, die dem Gehirn schaden. Außerdem nimmt die Produktion von Serotonin ab. Das macht Sie matt, antriebslos, krank oder depressiv. Kämpfende Mikrogliazellen sind typisch bei Alzheimer, Multipler Sklerose, Autismus, Depression und vielen weiteren Hirnerkrankungen.

TIPP 7

Erkennen Sie chronische Entzündungsreaktionen

Ein gesundes Immunsystem bekämpft Fremdkörper und Krankheitserreger mit einer kurzen Entzündung. Betroffene Körperstellen sind geschwollen, schmerzen, sind rot und warm. So sieht es beispielsweise im Hals während einer Erkältung aus. Oder am Arm nach einem Insektenstich. Ist der Feind besiegt, fährt das Immunsystem seine Aktivität zurück. Heute leiden jedoch viele an chronischen Entzündungsreaktionen. Das Immunsystem kämpft ununterbrochen. Grund sind falsche Ernährung, Giftstoffe, Bewegungsmangel, unerkannte Infektionen und Stress.

Somit ist fast jeder betroffen. Die meisten Menschen trinken zu viel Alkohol und essen zu viel Zucker. Sie bewegen sich zu wenig und stehen beim Arbeiten unter Stress. Zusätzlich zehren Familie und Hobbys an den Kräften. Fast jeder leidet an chronischen Entzündungsreaktionen. Die einen mehr, die anderen weniger.

Während chronischer Entzündungsreaktionen ist das Immunsystem die ganze Zeit aktiviert. Dadurch verringert sich seine Fähigkeit, Keime und Fremdstoffe abzuwehren. Wer an chronischen Entzündungen leidet, ist daher häufig erkältet. Wer hingegen keine chronischen Entzündungen hat, ist fast nie krank. Chronische Entzündungsreaktionen bringen das gesamte Immunsystem durcheinander. Sie können bis zu Autoimmunreaktionen führen. Chronische Entzündungsreaktionen können auch bis ins Gehirn vordringen, da sie die Blut-Hirn-Schranke angreifen. Stoffe, die zu Entzündungsreaktionen führen, dringen dadurch ungehindert ins Gehirn ein.

Wenn das Gehirn entzündet ist, entstehen Hirnerkrankungen wie Depression, Angststörungen, Migräne, Alzheimer, ADHS oder andere Leiden. Sie können sich vor den Krankheiten schützen, indem Sie frühzeitig chronische Entzündungsreaktionen erkennen und handeln.

● ● ● SELBST-CHECK ● ● ●

Leide ich an chronischen Entzündungsreaktionen?

Ich habe saisonal oder ortsabhängige (z. B. Hausstaubmilben) auftretende Allergien.	j	n
Ich habe Lebensmittelallergien.	j	n
Ich arbeite an einem schlecht beleuchteten oder belüfteten Ort.	j	n
Ich bin regelmäßig mit Chemikalien (z. B. Reinigungsmitteln), Pestiziden, Lärm oder Schwermetallen in Kontakt.	j	n
Ich bin mehrmals pro Jahr erkältet.	j	n
Ich leide regelmäßig an Hautentzündungen, Herpes oder Aphten.	j	n
Ich habe Bronchitis oder Asthma.	j	n
Ich habe Neurodermitis, Akne oder Schuppenflechte.	j	n
Ich leide an Arthritis.	j	n
Ich habe eine Autoimmunerkrankung (Rheuma, Lupus, Hashimoto etc.).	j	n
Ich leide an entzündlichen Darmerkrankungen oder Reizdarm.	j	n
Ich habe Stimmungsschwankungen und emotionale Probleme.	j	n

Ich leide an Herz-Kreislauf-Erkrankung oder hatte bereits einen Herzinfarkt.	j	n
Ich habe Diabetes oder bin übergewichtig.	j	n
Ich bin häufig gestresst.	j	n
Ich trinke mehr als drei Gläser Alkohol pro Woche.	j	n
Ich treibe weniger als ca. 120 Minuten Sport pro Woche.	j	n

Je häufiger Sie mit Ja geantwortet haben, umso wahrscheinlicher leiden Sie an chronischen Entzündungsreaktionen und umso stärker sind diese. Selbst wenn Sie nur ein einziges Mal mit Ja geantwortet haben, ist Ihr Immunsystem etwas geschwächt.[5]

Chronische Entzündungsreaktionen verschwinden mit No Carb, essenziellen Nährstoffen, Sport, ausreichendem Schlaf und wohltuenden Gedanken.

TIPP **8**

Überschätzte Gene

Seit einigen Jahren versuchen Wissenschaftler, Krankheiten mit bestimmten Genvariationen in Verbindung zu setzen, ohne großen Erfolg. Nicht das Vorhandensein einer bestimmten Genvariante ist ausschlaggebend, ob eine Erkrankung ausbricht oder nicht. Entscheidend ist, ob diese Genvariante aktiv ist. Die Aktivität der Gene haben Sie wiederum selbst in der Hand. Ihr Lebensstil stellt die Genaktivität entweder auf gesund oder krank.

Gene liegen auf der DNA. Die ist wiederum zusammengeknäult zu Chromosomen. Der Mensch hat 46 Chromosomen, wobei jedes doppelt vorkommt. In jeder Zelle stecken fast identische Kopien der 46 zusammengeknäulten DNA-Stücke. Alle Körperzellen haben daher den gleichen Satz an Genen. Je nach Zelle sind aber unterschiedliche Gene aktiv. Die Genaktivität von Leberzellen ist anders als die von Nervenzellen. Die Gene enthalten Informationen für den Bau der vielen verschiedenen Moleküle, die im Körper unzählige Funktionen übernehmen.

Als die Wissenschaft 1990 begann, das menschliche Genom zu entschlüsseln, war die Hoffnung groß, hier den Grund vieler Erkrankungen zu finden. Doch die Rechnung ging nicht auf. Im Zuge der Forschung wurde immer deutlicher, dass nicht die Erbanlagen über das Auftreten einer Erkrankung entscheiden, sondern der Lebensstil. Was für ein Glück! Es gibt kaum genetisch bedingte Erkrankungen. In den allermeisten Fällen entscheidet Ihr Lebensstil über krank oder gesund, und den haben Sie in der Hand. Selbst wenn Ihre Großmutter und Ihre Mutter bereits an Brustkrebs gestorben sind, können Sie Ihr Leben lang gesund bleiben. Mit allen Nährstoffen, mit No Carb, Sport und natürlich aufgeräumten Gedanken. All diese Faktoren entscheiden darüber, welche Gene an- und welche ausgeschaltet sind. Nach der ersten

Enttäuschung der Genforscher entstand ein neues, viel interessanteres Forschungsfeld: die Epigenetik. Sie untersucht die Regulation der Gene.

Bislang sind mehrere verschiedene Mechanismen der Genregulation bekannt. Einer der wichtigsten ist die Methylierung. Hierbei werden Methylgruppen, das sind einfache chemische Verbindungen, die lediglich aus einem Kohlenstoffatom und drei Wasserstoffatomen bestehen, an die DNA angelagert. Befinden sich viele Methylgruppen an einer Stelle, werden die genetischen Informationen vermindert abgerufen. Es ist sozusagen ausgeschaltet. An den Stellen, die häufig abgerufen werden, liegen weniger oder keine Methylgruppen. Das Gen ist angeschaltet. Die Methylierung der DNA unterscheidet sich zwischen Menschen, die chronisch krank sind, und Gesunden. Bei chronisch Kranken sind viele Bereiche der DNA geringer methyliert. Insgesamt mangelt es an Methylgruppen. Auch bei neuronalen Erkrankungen wie Autismus, ADHS, Depressionen, Alzheimer, Parkinson oder anderen zeigen die Methylierungen abweichende Muster im Gegensatz zu denen von Gesunden.

Der wichtigste Methylgruppen-Lieferant ist Methionin. Methionin ist eine essenzielle Aminosäure und kommt vor allem in Fleisch, Fisch, Eiern, Nüssen und Erbsen vor. Der Körper verwendet einen Teil des Methionins aus der Nahrung für die Methylierung der DNA. Ein weiterer Teil wird zu Homocystein und anschließend zu der Aminosäure Cystein abgebaut. Der Körper kann aber aus Homocystein wiederum Methionin bilden. Vorausgesetzt er verfügt über ausreichend Vitamin B_{12} und Folsäure, die für den Umbau gebraucht werden. Fehlen diese Stoffe, reichert sich hingegen gefährliches Homocystein an. Zusätzlich mangelt es an Methionin, das dringend für die Regulation der Genaktivität gebraucht wird. Fehlt Methionin, entstehen ungesunde Methylierungsmuster und daraufhin chronische Erkrankungen.

Warum kommen einige Krankheiten trotzdem gehäuft in Familien vor, wenn nicht die Gene dafür verantwortlich sind? Es liegt wiederum am Lebensstil. Wir sind soziale Wesen und übernehmen das Verhalten der Menschen, mit denen wir zusammenleben, insbesondere das der Eltern. Wir reagieren auf bestimmte Situationen entweder gestresst oder entspannt. Wir essen das Gleiche. Wir bewegen uns in ähnlichem Umfang. Der übereinstimmende Lebensstil entscheidet darüber, ob Krankheiten gehäuft in einer Familie auftreten oder nicht.

● ● ● SELBST-CHECK ● ● ●

Versorge ich mich ausreichend mit Methionin, Folsäure und Vitamin B_{12}?

Ich esse täglich eine große Portion Biogemüse und/ oder Salat.	j	n
Ich esse täglich Biofleisch, Biogeflügel oder Biofisch.	j	n
Ich nehme ein Vitamin-B-Komplex-Präparat ein.	j	n
Ich trinke weniger als drei Gläser Alkohol pro Woche.	j	n
Ich verzichte auf die Antibabypille.	j	n
Ich nehme keine Magensäureblocker.	j	n
Ich bin keiner Luftverschmutzung, Chemikalien oder Schwermetallen ausgesetzt.	j	n

Je häufiger Sie mit Nein geantwortet haben, umso schlechter ist wahrscheinlich die Methylierung Ihrer Gene.

TIPP 9

Ihr Gehirn braucht Schlaf

Im Schlaf putzt eine spezielle Flüssigkeit das Gehirn, sie spült Abbauprodukte und Schadstoffe heraus. Die Flüssigkeit und ihre Funktion wurden erst 2013 entdeckt. Probleme mit der nächtlichen Säuberung können zu neurodegenerativen Erkrankungen wie Demenz oder ALS (Amyotrophe Lateralsklerose) führen. Bei Schlafmangel leidet jedoch auch die Blut-Hirn-Schranke, woraufhin Stoffe ins Gehirn gelangen, die dort nicht hingehören und Entzündungsreaktionen auslösen.

Die Wissenschaftlerin Prof. Maiken Nedergaard aus Dänemark und ihr Team erforschten die spezielle Flüssigkeit an Mäusen. Während die Tiere wach waren, bewegte sich die Flüssigkeit kaum. Schliefen sie, zeigte sie hohe Fließgeschwindigkeiten durch ihre winzigen Kanäle. Das System ähnelt dem des Lymphsystems, das im Gehirn nicht vorkommt. Die Wissenschaftlerin nannte daher Kanäle und Flüssigkeit glymphatisches System. Zusammengesetzt aus Glia und Lymphe. Denn Mikrogliazellen bilden die Kanäle und tragen zur Steuerung bei. Das System spült während des Schlafs giftige Stoffe wie Beta-Amyloid aus dem Gehirn. Die Beta-Amyloidkonzentration reduzierte sich, während die Mäuse schliefen, doppelt so schnell wie im Wachzustand. Auch in anderen Studien stellten Wissenschaftler fest, dass die Konzentration von Beta-Amyloid im Schlaf abnimmt. Doch sie hatten bislang keine Erklärung dafür.

Neben den Mikrogliazellen reguliert das Hormon Noradrenalin das glymphatische System. Noradrenalin ist eines der Stresshormone, das auch als Neurotransmitter wirkt. Bei hoher Konzentration an Noradrenalin bewegt sich die Flüssigkeit weniger. Die Wissenschaftler gehen davon aus, dass mangelnde Zirkulation zu der Entstehung neurodegenerativer Krankheiten wie Alzheimer und Parkinson beiträgt. Bei niedrigen Noradrenalinspiegeln, also wenn Sie abends und nachts entspannt sind, fließt die Flüssigkeit verstärkt.[6]

Ein Team von Wissenschaftlern aus Mexiko erkannte zudem, dass Schlafmangel den Körper stresst, indem er den Cortisolspiegel ansteigen lässt. Das Stresshormon signalisiert daraufhin dem Immunsystem, dass es kämpfen soll. Es kommt zu leichten Entzündungsreaktionen, die auch die Blut-Hirn-Schranke angreifen. Daraufhin gelangen vermehrt Schadstoffe ins Gehirn, die wiederum zu weiteren Entzündungsreaktionen führen.[7]

Schlafen ist enorm wichtig für Ihre Gehirngesundheit. Wer gut schläft, reduziert das Risiko chronischer Erkrankungen. Liegt eine Gehirnerkrankung bereits vor, trägt Schlaf zur Heilung bei. Viele Menschen nehmen sich einfach nicht genügend Zeit zum Schlafen. Stattdessen gucken sie fern, spielen am Computer, gehen nachts noch online shoppen oder sind in sozialen Medien unterwegs. Andere wollen gerne schlafen, können aber nicht. Hier liegen häufig Nährstoffmängel vor oder die Gedanken kommen nicht zur Ruhe. Wie Sie endlich gut schlafen können, lesen Sie in *Das Schlaf-gut-Buch*, Heyne Verlag, 2017.

PRAXISTIPP!

Schlafen Sie!

Nehmen Sie sich ausreichend Zeit zum Schlafen. Für die meisten Menschen bedeutet das sieben bis acht Stunden pro Nacht. Ob Sie genug geschlafen haben, erkennen Sie an folgenden zwei Punkten:

1. Sie fühlen sich morgens ausgeschlafen.
2. Sie sind über den ganzen Tag hinweg vital.

TIPP **10**

Verändern Sie Ihr Gehirn ein Leben lang

Das Gehirn entwickelt und verändert sich ununterbrochen. Heute weiß man, dass sich sogar neue Nervenzellen bilden. Bis in die 1990er Jahre galt das als ausgeschlossen. Nach Gehirnverletzungen oder dem Verlust von Gehirnzellen durch neurodegenerative Krankheiten können Nervenzellen zudem aus anderen Hirnregionen in die verletzten Areale einwandern. Dort ersetzen sie die Aufgaben der abgestorbenen Zellen. Weiterhin vernetzen sich Nervenzellen ständig neu miteinander. Dieser Prozess ist besonders aktiv, wenn Neues erlernt wird.

Lange Zeit ging die Wissenschaft davon aus, dass sich im Erwachsenenalter keine neuen Gehirnzellen bilden. Mittlerweile ist das Gegenteil bewiesen. Zwar bilden sich nicht so viele Zellen wie bei Babys und Kleinkindern, aber es bilden sich welche. Der Fachbegriff heißt Neurogenese. Der Lebensstil entscheidet darüber, wie viele neue Zellen sich bilden. Geistige und körperliche Aktivität fördert das Wachstum. Der Zusammenhang zwischen Neurogeneserate und körperlicher Aktivität ist mittlerweile gut erforscht. Während des Sports entstehen Wachstumsfaktoren, die zur Bildung neuer Nervenzellen führen. Bei einem gesunden Lebensstil bilden sich besonders viele neue Zellen im Hippocampus. Dieser Teil des Gehirns ist essenziell für die Überführung von Informationen vom Kurzzeit- ins Langzeitgedächtnis. Stress hingegen hemmt das Wachstum. Cortisol, das Stresshormon, ist für diesen Effekt verantwortlich. Im Gehirn von Menschen im Dauerstress bilden sich weniger neue Nervenzellen.[8]

Wenn Nervenzellen absterben, sei es durch Verletzungen, Schlaganfall oder chronische Erkrankungen, können benachbarte Zellen in das gestörte Gewebe einwandern. Dort übernehmen sie die Funktion des geschädigten Hirnareals. Aufgrund dieser Erkenntnisse wurde unter anderem die Forced-Use-Therapie für Schlaganfallpatienten entwickelt.

Forced Use bedeutet erzwungener Gebrauch. Bewegungsabläufe, wie beispielsweise das Führen einer Gabel zum Mund, werden bewusst mit der vom Schlaganfall betroffenen Hand durchgeführt. Damit Patienten nicht in Versuchung geraten, doch die gesunde Hand zu benutzen, wird die Beweglichkeit dieser mit einer Schiene eingeschränkt. Auch Füße und Beine werden gezielt trainiert. Einige Kliniken bieten zweiwöchige Therapien an. Das tägliche Training umfasst sechs Stunden und geschieht in Eins-zu-eins-Betreuung. Die Intensität lohnt sich. Eingewanderte Nervenzellen übernehmen die motorische Steuerung der abgestorbenen Zellen. Betroffene können anschließend besser stehen, gehen und sich bewegen. Insbesondere wenn sie selbst nach der Therapie täglich weitertrainieren.[9]

Für ein gesundes Gehirn sind zwei Aspekte wichtig: die Bildung neuer Nervenzellen, Neurogenese genannt, und dass sich bereits vorhandene Nervenzellen neu miteinander verknüpfen. Dieser Vorgang heißt Neuroplastizität. Im Kindesalter und in der Jugend fördern die vielen natürlich vorkommenden Wachstumsfaktoren diese beiden Prozesse. Außerdem lernen Kinder und Jugendliche täglich mehr hinzu als Erwachsene. Das fördert zusätzlich Neurogenese und Neuroplastizität. Im Erwachsenenalter entscheidet besonders der Lebensstil, ob sich neue Verknüpfungen bilden oder nicht. Das hängt vor allem von drei Faktoren ab: geistiger und körperlicher Aktivität sowie der Gesundheit der Mitochondrien.

Informationen werden im Gehirn gespeichert, indem sich Nervenzellen neu miteinander verknüpfen. Die Zellen reagieren, wenn Sie sich Sachinformationen aneignen, oder wenn Sie Ihre tägliche Routine und Gewohnheiten ändern. Neue Verknüpfungen entstehen auch beim Erlernen neuer Bewegungsabläufe. Beispielsweise wird das Gehirn stark gefordert, wenn Sie Ihren Laufstil ändern, wenn Sie nicht mehr mit der Ferse als Erstes aufprallen, sondern lernen, federnd leicht auf dem Vorfuß zu laufen. Diese Veränderung schont Ihre Gelenke und führt zu neuen Verknüpfungen der Nervenzellen. Auch das Erlernen neuer Musikstücke verändert Gehirnzellen positiv. Es gibt sogar spezielle Trainingsprogramme zur Steigerung der Neuroplastizität. Sie werden unter anderem im Internet angeboten. Es gibt Programme, die eigens auf Alzheimer, Parkinson oder Depression abgestimmt sind.

Ob sich Nervenzellen neu miteinander verknüpfen können oder nicht, hängt auch von der Gesundheit der Mitochondrien ab. Sie stellen die Energie, die für die Zellveränderungen nötig ist, zur Verfügung. Fehlt es an Energie, so können sich die Zellen nur eingeschränkt verändern. Wissenschaftler nehmen mittlerweile an, dass die Mitochondrien eine zentrale Rolle während der Neuroplastizität spielen.[10]

PRAXISTIPP !

Trainieren Sie Ihr Gehirn

- Erlernen Sie neue Bewegungsabläufe, z. B. Tanzschritte oder gänzlich neue Sportarten.
- Erlernen Sie das Laufen und Gehen auf dem Vorfuß.
- Verbessern Sie die Bewegungsabläufe in einer von Ihnen betriebenen Sportart.
- Erlernen Sie ein neues Musikinstrument und/oder neue Musikstücke.
- Eignen Sie sich neues Wissen an.
- Ändern Sie Ihre täglichen Gewohnheiten.
- Kümmern Sie sich um die Gesundheit Ihrer Mitochondrien. Siehe Tipp Nummer drei.

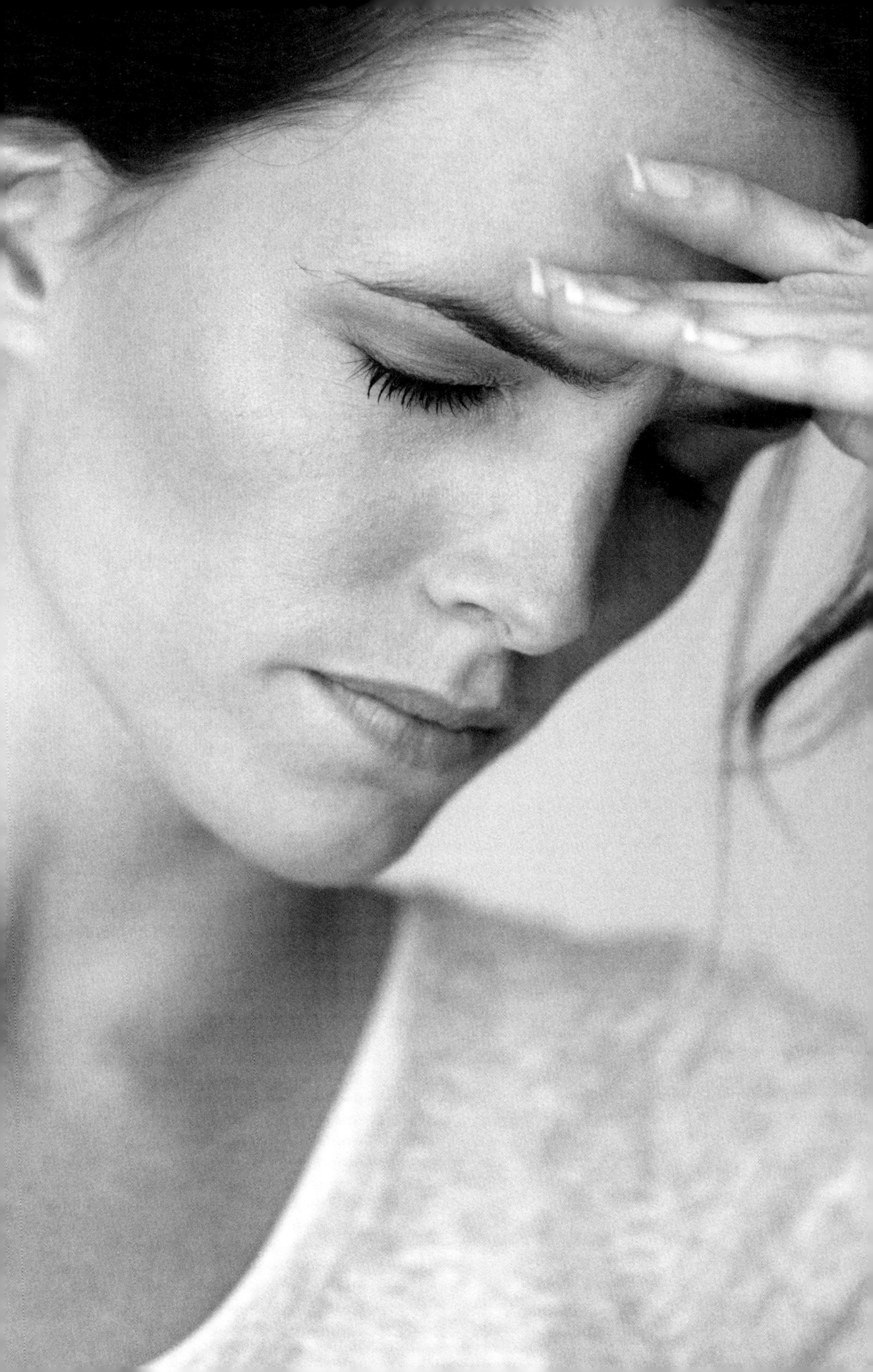

Hilfe – das Gehirn ist krank

Chronischen Gehirnerkrankungen liegen fast immer die gleichen Probleme zugrunde: Entzündungsreaktionen, oxidativer Stress, Virusinfektionen und Darmprobleme. Hervorgerufen durch Kohlenhydrate, Alkohol, Übergewicht, Nährstoff- und Bewegungsmangel sowie durch Stress. Mal ist besonders der Darm betroffen, mal reagiert das Immunsystem über. Die immer gleichen Probleme zeigen sich in Form von ADHS oder Autismus, Depression oder Migräne, Parkinson oder Alzheimer. Muss alles nicht sein. Warum, das erfahren Sie hier.

TIPP **11**

Gefahrstoff Kohlenhydrate

Ob Depression, Parkinson, Demenz oder Burn-out – neueste wissenschaftliche Erkenntnisse zeigen deutlich, dass diese chronischen Erkrankungen mit Entzündungen und einem geschwächten Immunsystem einhergehen. Das Problem entsteht vor allem durch Kohlenhydrate: durch den Verzehr von Brot und Nudeln, Backwaren und Süßigkeiten, Kartoffeln und Reis.

Im Körper wirken Kohlenhydrate, unabhängig davon, woher sie stammen. Stärke, die vor allem in Kartoffeln und Getreide vorkommt, besteht aus vielen Glukosemolekülen. Haushaltszucker hingegen besteht aus einem Molekül Glukose und einem Molekül Fruktose. Der einzige Unterschied besteht darin, dass der Anstieg des Blutzuckers nach dem Vollkornbrot etwas langsamer verläuft als nach dem gezuckerten Kaffee. Für die Gesundheit entscheidend ist jedoch die Gesamtmenge der verzehrten Kohlenhydrate.

Bereits 1973 fanden Wissenschaftler aus Kalifornien heraus, dass Kohlenhydrate das Immunsystem schwächen. Für ihre Untersuchung nahmen sie freiwilligen Probanden morgens Blut ab, bevor die etwas gegessen hatten. Daraufhin untersuchten sie die Aktivität und die Anzahl verschiedener Immunzellen. Als Nächstes wurde den Probanden eine Lösung mit Bakterienzellen injiziert und stündlich ihr Immunsystem getestet. In einer weiteren Versuchsreihe wurde den Probanden 100 Gramm Kohlenhydratlösung injiziert und die Bakterienlösung. Daraufhin war die Schlagkraft des Immunsystems um 40 Prozent reduziert. Erst nach fünf Stunden erlangte es seine ursprüngliche Abwehrkraft wieder. Vor allem in den ersten beiden Stunden, nachdem ihnen die Kohlenhydratlösung gespritzt worden war, war das Immunsystem stark geschwächt.

Im Alltag schwächt natürlich auch das morgendliche Marmeladenbrot, das Honigbrot oder ein Müsli unser Immunsystem. Wenn es sich dann vom Frühstück erholt hat, schwächen die Pasta oder die Pizza zum Mittagessen das Immunsystem aufs Neue. Wieder mehrere Stunden lang. Am Abend wird es dann mit Wurst- oder Käsebrot ruiniert. Das süße Teilchen vom Bäcker am Nachmittag setzt noch einen weiteren Schlag obendrauf. Alles bekannt seit 1973.[11]

Nicht nur das Immunsystem leidet unter Kohlenhydraten, jede einzelne Körperzelle spürt ihre negative Wirkung. Wird in den Mitochondrien aus Kohlenhydraten anstelle von Fettsäuren Energie hergestellt, entstehen freie Radikale.

Diese freien Radikale, die bei der Energieherstellung aus Kohlenhydraten entstehen, schädigen zusätzlich Moleküle und Zellen. Zur Beseitigung des Molekül- und Zellschrotts muss das Immunsystem antreten. Das führt dazu, dass vermehrt entzündungsfördernde Zytokine gebildet werden. Das sind spezielle Botenstoffe des Immunsystems. Erhöhte Werte an entzündungsfördernden Zytokinen gehen häufig mit Depressionen und anderen chronischen Erkrankungen einher.

Was essen, wenn Sie auf Kohlenhydrate verzichten? Denn auch Obst und Gemüse enthalten Kohlenhydrate, doch in geringeren Mengen als Brot oder Nudeln. Heimisches saures Obst und Gemüse weist einerseits weniger Kohlenhydrate auf als Produkte aus Getreide. Andererseits enthalten sie viele weitere gesundheitsfördernde Stoffe. Sekundäre Pflanzenstoffe zählen dazu, ihre Wirkungen sind im Detail noch gar nicht erforscht.

Essen Sie nicht mehr als 50 Gramm Kohlenhydrate pro Tag. Diese Menge ist bereits in einer großen Portion Gemüse und etwas heimischem Obst sowie einigen Nüssen enthalten.

Verzichten Sie komplett auf Zucker, Brot, andere Mehlprodukte sowie süßes Importobst wie Bananen und Mangos. Auch Fruchtsäfte und viele alternativen Süßstoffe wie Agavendicksaft sind nicht gesund. Sie enthalten zu viel Fruktose.

• • • SELBST-CHECK • • •

Esse ich zu viele Kohlenhydrate?

Ich esse täglich oder mehrmals pro Woche Brot oder Brötchen.	j	n
Ich esse täglich oder mehrmals pro Woche Pasta oder Pizza.	j	n
Ich trinke täglich mit Zucker gesüßten Kaffee oder Tee.	j	n
Ich esse täglich oder mehrmals pro Woche Süßigkeiten.	j	n
Ich trinke täglich oder mehrmals pro Woche ein oder mehrere Bier.	j	n
Ich esse mehrmals pro Woche gesüßten Joghurt oder eine süße Nachspeise.	j	n
Ich esse täglich oder mehrmals pro Woche Marmelade, Honig oder Nuss-Nougat-Creme.	j	n
Ich esse täglich oder mehrmals pro Woche süße Teilchen oder Kuchen.	j	n

Wenn Sie ein oder mehrere Male mit Ja geantwortet haben, essen Sie zu viele Kohlenhydrate und schwächen somit Ihr Immunsystem. Je häufiger Sie mit Ja geantwortet haben, umso stärker setzen Sie Ihrem Immunsystem zu. Das Risiko für Depression, Burn-out oder Demenz steigt. Wenn Sie bereits an einer chronischen Erkrankung leiden, verhindern Sie durch den Verzehr von Kohlenhydraten die Heilung.

TIPP **12**

Vorsicht Homocystein!

Bei chronischen Gehirnerkrankungen ist häufig der Homocysteinspiegel erhöht. Homocystein beschädigt Blutgefäße wie auch Gehirnzellen. Doch wird der Blutwert nicht routinemäßig untersucht. Einige Wissenschaftler schätzen, dass 80 Prozent der über 40-Jährigen zu hohe Homocysteinwerte haben.

Wissenschaftler der Boston Medical School untersuchten den Zusammenhang zwischen Homocystein und Vergesslichkeit an 667 Frauen und 426 Männern. Im Mittel waren sie 76 Jahre alt. Acht Jahre nach der ersten Blutabnahme erfolgte eine zweite. Zusätzlich wurden die Probanden auf Vergesslichkeit untersucht. Probanden mit den höchsten Homocysteinwerten litten doppelt so häufig an Demenz im Vergleich zu jenen mit niedrigen Werten. Wenn der Homocysteinspiegel bei 15 µmol/l liegt, erhöht sich das Alzheimerrisiko um 40 Prozent. Der Effekt ist unabhängig von Alter und Geschlecht sowie genetischer Veranlagung.[12] Die Gene sind unschuldig, es ist der Lebensstil, der zu Vergesslichkeit und Demenz führt.

Hohe Homocysteinwerte tragen auch zu Parkinson, Depression, Migräne und einigen weiteren Gehirnerkrankungen bei. Selbst bei Herz-Kreislauf-Erkrankungen ist meist Homocystein erhöht. Homocystein entsteht natürlicherweise im Stoffwechsel. Es ist eine nicht proteinogene Aminosäure, das heißt, dass der Körper sie nicht zum Bau seiner Proteine verwendet. Das Zwischenprodukt ist trotzdem nützlich, und zwar, wenn es weiter umgebaut wird. Aus Homocystein entsteht Methionin, das unter anderem für das An- und Ausschalten von Genen gebraucht wird. Damit aus Homocystein Methionin entsteht, werden jedoch noch Folsäure, Vitamin B_6 und Vitamin B_{12} benötigt. Fehlen diese wichtigen Stoffe, funktioniert der Umbau nicht. Homocystein reichert sich an und schädigt Blutgefäße und das Gehirn.

Sind alle Vitamine und Enzyme für den Umbau vorhanden, stellt der Körper die Aminosäuren Cystein und Methionin aus Homocystein her. Die beiden Aminosäuren braucht er dringend. Methionin wird neben dem An- und Ausschalten der Gene für viele essenzielle Abläufe benötigt. Methionin ist beispielsweise an der Herstellung von Neurotransmittern und dem Aufbau von Muskelzellen beteiligt. Cystein wird unter anderem für die Herstellung von Glutathion genutzt. Glutathion ist eines der stärksten Antioxidantien, die das Gehirn vor den Angriffen freier Radikale schützen.

Somit wirken Folsäure, Vitamin B_6 und B_{12} auf zwei Wegen: Schädliches Homocystein wird abgebaut und schützendes Glutathion vermehrt gebildet.

PRAXISTIPP !

Lassen Sie Ihr Homocystein messen

- Gehen Sie jährlich zur Blutuntersuchung und lassen Sie Ihren Homocysteinspiegel messen. Er sollte unter 5 µmol/l liegen. Das ist ideal, unter 10 µmol/l ist akzeptabel.
- Einige Ärzte und Labors bewerten einen Wert von unter 15 µmol/l als normal. Das ist fatal! Bei diesem Wert erhöht sich das Alzheimerrisiko bereits um 40 Prozent.
- Falls Ihr Homocysteinspiegel erhöht ist:
  - Nehmen Sie B-Vitamine in Form von Nahrungsergänzungsmitteln ein. Siehe Tipp Nummer 29.
  - Verzichten Sie auf Alkohol.
  - Treiben Sie Sport.
  - Nehmen Sie ab.
  - Hören Sie auf zu rauchen.

TIPP **13**

Alkohol schädigt das Gehirn

Alkohol ist ein Zellgift und schädigt Nervenzellen im Gehirn. Viele trinken ihn, weil er entspannend wirkt. Doch das tut er nur vermeintlich. Langfristig schadet er mehr, als dass er beruhigt. Zusätzlich verändert Alkohol die biochemischen Abläufe im Gehirn. Auf Dauer verändern sich selbst Gehirnstrukturen merklich, selbst bei geringem Konsum.

Da Alkohol die Aktivität verschiedener Neurotransmitter beeinflusst, empfinden ihn viele als zunächst angenehm. Auf Dauer geht die Rechnung nicht auf. Das passiert im Einzelnen:

Glutamat: Alkohol unterdrückt die Ausschüttung des aktivierend wirkenden Neurotransmitters Glutamat. Die Aktivität der Nervenzellen nimmt ab, das Gefühl der Entspannung entsteht.

GABA: Durch Alkohol verstärkt sich die beruhigende Wirkung des Neurotransmitters GABA. Medikamente mit dem Wirkstoff Benzodiazepin wirken ebenfalls auf die Aktivität von GABA. Die Einnahme des Medikaments zusammen mit Alkohol reduziert die Aktivität des Herzens und der Atmung so stark, dass Lebensgefahr droht.

Die veränderten Aktivitäten von Glutamat und GABA verlangsamen Gedanken, Sprache und Bewegungen. Diese Veränderungen lassen Volltrunkene taumeln, lallen oder fallen.

Dopamin: Alkohol wirkt nicht nur beruhigend, sondern aktiviert zudem das Belohnungszentrum. Er erhöht die Ausschüttung von Dopamin. Das steigert die Stimmung. Daher greifen viele Menschen zu Alkohol, wenn sie gestresst sind oder emotionale Probleme haben. Für einen kurzen Moment fühlen sie sich besser. Auf Dauer aber schadet Alkohol mehr, als dass er entspannend wirkt. Denn je häufiger Alkohol konsumiert wird, umso weniger reagiert das Dopaminsystem. Für das gleiche angenehme Gefühl muss immer mehr getrunken werden. Bis die Dopaminausschüttung durch Alkohol vollkommen erlischt. Die veränderte Aktivität der drei Neurotransmitter kann zu Stimmungsschwankungen bis hin zu Depressionen führen.

Alkoholkonsum schädigt Nervenzellen direkt. Insbesondere sind die Dendriten, die Fortsätze der Zellen, mit denen sie sich untereinander vernetzen, betroffen. Abnehmende Kontakte zwischen den Nervenzellen verringern Denkleistung und Erinnerungsvermögen. Wissenschaftler aus Finnland untersuchten daher den Alkoholkonsum von eineiigen Zwillingen zwischen ihrem 30. und 50. Lebensjahr sowie ihr Demenzrisiko im Alter von etwa 65 Jahren. Sie fanden einen Zusammenhang zwischen regelmäßigem Alkoholkonsum und dem Verlust kognitiver Fähigkeiten. Untersuchungsteilnehmer, die sich einmal monatlich betranken, erhöhten ihr Demenzrisiko signifikant.[13]

● ● ● SELBST-CHECK ● ● ●

Trinke ich zu viel Alkohol?

Ich trinke täglich Alkohol.	j	n
Ich trinke mehrmals pro Woche Alkohol.	j	n
Ich betrinke mich ein- oder mehrmals pro Monat.	j	n
Ich betrinke mich ein- oder mehrmals pro Jahr.	j	n

Sobald Sie nur einmal Ja angekreuzt haben, trinken Sie zu viel Alkohol. Alkohol ist ein Zellgift und hat absolut keine positive Wirkung auf die Gesundheit. Nachzulesen in DER Studie über Alkohol, veröffentlicht in der berühmten Medizinerzeitschrift *The Lancet*.[14] Gewöhnen Sie sich den Alkoholkonsum ab!

TIPP **14**

Körperfett lässt Nervenzellen sterben

Jedes Kilogramm zu viel verändert nicht nur Bauch, Hüften und Po, sondern auch das Gehirn. Doch selbst Personen, die nicht übergewichtig sind, aber Fett an ihren inneren Organen aufweisen, gefährden ihr Gehirn. Das Gedächtnis lässt nach, die graue Substanz schwindet, das Demenzrisiko steigt und Stimmungsschwankungen nehmen zu.

Körperfett verändert Nervenzellen. Sie verlieren ihre Sensibilität gegenüber Dopamin. Die Zellen reagieren immer weniger, wenn der Neurotransmitter ausgeschüttet wird. Dopamin wirkt jedoch motivierend. Nehmen die Zellen Dopamin nicht mehr wahr, geht die Stimmung in den Keller. Zusätzlich wird es immer schwieriger, wichtige Aufgaben zu erledigen. Denn die Motivation geht ebenfalls flöten.

Übergewicht geht häufig mit Insulinresistenz einher. Der erhöhte Insulinspiegel greift wiederum die Blut-Hirn-Schranke an. Sie wird durchlässiger, schädliche Stoffe gelangen ins Gehirn. Daraufhin kommt es zu Entzündungsreaktionen, die die Nervenzellen angreifen. Vor allem Zellen im Hippocampus leiden unter den Entzündungsreaktionen. Wenn Zellen in dieser Hirnregion beschädigt werden, wirkt sich das auf die Gedächtnisleistung aus. Denn der Hippocampus ist wichtig für die Überführung von Informationen vom Kurzzeit- ins Langzeitgedächtnis. Kein Wunder, dass Übergewichtige häufiger an Lernschwierigkeiten und erhöhter Vergesslichkeit leiden.

In Großbritannien untersuchten Forscher die Gehirnscans von 12 087 Personen im Alter von 45 bis 76 Jahren. Sie ermittelten die Dichte der grauen und weißen Substanz. Zusätzlich wurde der Body-Mass-Index errechnet. Die graue Substanz besteht größtenteils aus den Zellkörpern der Nervenzellen. Mehrheitlich Axone, die langen Fortsätze der Zellkörper, bilden die weiße Substanz. Die Wissenschaftlerin Dr. Ilona Dekkers fand mit ihren Kollegen heraus, dass die Gehirne Übergewichtiger weniger graue Substanz aufwiesen. Übergewichtige haben somit weniger Nervenzellen im Gehirn als Normalgewichtige. Wieder werden Entzündungsreaktionen als Grund für den Verlust an Nervenzellen genannt. Denn in Fettzellen entstehen Entzündungen. Sie schütten Botenstoffe aus, die zu Entzündungsreaktionen im Gehirn führen. Neben Übergewicht kann Bewegungsmangel zum Verlust von Nervenzellen führen.[15] Übergewichtige haben ein erhöhtes Demenzrisiko.

PRAXISTIPP !

Lassen Sie Ihren Körperfettanteil messen

Lassen Sie Ihren Körperfettanteil messen. Körperfettwaagen für den Privatgebrauch sind häufig ungenau. Sie erhalten präzisere Daten, wenn Sie Ihren Körperfettanteil bei einem Sportmediziner, im Fitnessstudio oder in einem Physiotherapiezentrum untersuchen lassen.

	Frauen	Männer
Athletisch	10–20 %	2–13 %
Fit	21–24 %	14–17 %
Durchschnittlich	25–31 %	18–24 %
Übergewichtig	über 32 %	über 25 %

Die Werte orientieren sich an denen des American Council on Excercise.
Aus meiner über 30-jährigen Erfahrung weiß ich, dass wirkliche Gesundheit bei einem Körperfettanteil im athletischen Bereich eintritt.

TIPP **15**

Verabschieden Sie sich vom Stress

Stress lässt Gehirnzellen absterben, führt zu Entzündungsreaktionen und verändert Abläufe im Gehirn. Stress kann sich anfänglich als Zerstreutheit zeigen. Dauerhafter Stress erhöht das Risiko chronischer Gehirnerkrankungen.

Das Gehirn besteht aus unterschiedlichen Bereichen. Jeder Bereich übernimmt bestimmte Funktionen. In der Amygdala – auch Mandelkern genannt – werden Emotionen verarbeitet. Unter Stress ist dieser Teil des Gehirns sehr aktiv. Dr. Ressler von der Harvard Medical School fand heraus, dass der Mandelkern unter Stresseinfluss sehr viel Energie benötigt. Wenn der Energiebedarf steigt, brauchen die Nervenzellen mehr Sauerstoff. Die Amygdala wird daraufhin vorrangig mit Sauerstoff versorgt. Andere Bereiche des Gehirns erhalten weniger davon und reduzieren daraufhin ihre Aktivität. Zu ihnen zählen auch die Teile, die für das Erinnerungsvermögen zuständig sind. Dr. Ressler erklärt damit die erhöhte Vergesslichkeit gestresster Menschen. Typisches Beispiel: Wo ist der Schlüssel oder das Portemonnaie, wenn man spät dran ist. Wichtige Teile des Gehirns erhalten keinen Sauerstoff. Das ist der Grund für die Zerstreutheit der Vielbeschäftigten.

Lang anhaltender Stress verändert zudem die Verknüpfung der Nervenzellen untereinander. In der Amygdala nehmen sie zu. Das bedeutet, sie wird aktiver. Immer schneller reagiert sie mit Angst oder Abwehrreaktionen. Wenn die Amygdala aktiv ist, sind kreative Problemlösungen fast ausgeschlossen. Unter Stress nehmen aber auch die Verknüpfungen im präfrontalen Kortex ab. Dieser Bereich ist unter anderem an der Lösung komplexer Probleme beteiligt. Neben der Verknüpfung der Zellen leidet auch die Entwicklung neuer Nervenzellen. Unter Stress bilden sich zwar weiterhin neue Zellen, doch überleben sie nicht lange. Dem Gehirn fehlt somit der Nachschub an neuen Nervenzellen. Das heißt: Chronischer Stress macht dumm.[16]

Professor Holsboer, ehemaliger Direktor des Max-Planck-Instituts in München, wusste, dass Stress der schlimmste Feind der Gehirnzellen ist. Das gilt auch für Marathonläufer, betonte er ausdrücklich. Wer sich ständig an oder über der Grenze der körperlichen Belastbarkeit bewegt, erzeugt vermehrt freie Radikale. Das ist oxidativer Stress im Gehirn. Das Gehirn ist entzündet. Gilt auch für andere Sportarten.

Am Marathontraining selbst ist nichts verkehrt. Sie müssen es nur richtig angehen. Trainieren Sie in der für Sie angemessenen Intensität. Nehmen Sie sich ausreichend Zeit für die Regeneration. Bedenken Sie, welche Nährstoffe Ihr Körper braucht. Und denken Sie in der Weise über Erfolg, sodass es sie motiviert und nicht anstrengt.

PRAXISTIPP

Stress beenden

- Verabschieden Sie sich von zusätzlichen Aufgaben, die weder Ihrer Gesundheit noch Ihrem Familienleben, Ihrem Beruf oder einer anderen wichtigen Sache dienlich sind.
- Füllen Sie Nährstofflücken auf. Proteinshakes, Vitamin C und E sowie Magnesium sind besonders wichtig.
- Verändern Sie Ihr Denken: Die meisten Menschen wollen immer mehr. Weitere berufliche Erfolge, bessere sportliche Erfolge, mehr Geld, ausgefallenere Urlaubsreisen, mehr, mehr, mehr. Denn mehr geht immer. Das stresst. Lernen Sie, anders über das »Mehr« nachzudenken. Welches »Mehr« ist wirklich wichtig? Setzen Sie das Mehr an Gesundheit an erste Stelle und alle anderen »Mehrs« ordnen Sie diesem unter.

TIPP **16**

Risikogruppe Vegetarier und Veganer

Viele Veganer und Vegetarier entscheiden sich zu dieser Ernährungsform zum Wohl der Tiere und des Klimas. Eine ehrenwerte Motivation. Doch die eigene Gesundheit sollte dabei nicht vergessen werden. Veganer und Vegetarier haben häufig Nährstoffmängel:

Vitamin A: Dieses Vitamin ist für viele Funktionsweisen des Gehirns, insbesondere für den Sehnerv, aber auch fürs Lernen und das Langzeitgedächtnis wichtig. Pflanzliche Nahrungsmittel enthalten kein Vitamin A, sondern ausschließlich Carotinoide, die der Körper zu Vitamin A umbauen muss. Doch ist das System nicht sehr effektiv. In tierischen Produkten wie Leber, Fleisch und Eiern ist Vitamin A direkt enthalten. Lebertran enthält besonders viel Vitamin A.

Vitamin D_3: Das Sonnenvitamin ist essenziell für die Gehirngesundheit. Mehr dazu in Tipp Nummer 46. Der menschliche Körper kann das Vitamin selbst herstellen, wenn er viel Sonne tankt. Dies gelingt fast niemandem, der in Innenräumen arbeitet. Und selbst Menschen, die im Freien arbeiten, erhalten in den Wintermonaten oft nicht ausreichend Sonnenlicht. Tierische Produkte wie Hering und Lachs sowie Eier enthalten Vitamin D_3. Pflanzliche Nahrungsmittel enthalten Vitamin D_2. Der Körper kann einen Teil des Vitamins D_2 in D_3 verwandeln, aber nicht genug.

Vitamin B_{12}: Ohne dieses essenzielle Vitamin kann der Körper keine roten Blutkörperchen herstellen, die für den Sauerstofftransport benötigt werden. Daraufhin leidet das Gehirn an Sauerstoffmangel. Zudem ist Vitamin B_{12} am Aufbau der isolierenden Myelinschicht beteiligt. Fehlt es, kann die Weiterleitung von Nervenimpulsen gestört werden. Zusätzlich geht mit einem Vitamin-B_{12}-Mangel der Anstieg von Homocystein einher, der Nervenzellen schadet. Kein Wunder, dass mit Vitamin-B_{12}-Mangel eine Reihe psychischer Probleme einhergehen, wie Depression, Psychosen, Gedächtnisprobleme, Manien und Veränderungen der Persönlichkeit. Eine vegane Ernährung enthält kein Vitamin B_{12}. Da auch Vegetarier nur wenige tierische Produkte wie Eier und Milchprodukte zu sich nehmen, haben auch sie meistens einen Mangel.

Weitere B-Vitamine: Die Vitamine B_1 (Thiamin), B_2 (Riboflavin), B_3 (Niacin), B_5 (Pantothensäure), B_6 (Pyridoxin), B_7 (Biotin) und B_9 (Folsäure) sind alle an der Herstellung von Energiemolekülen beteiligt. Das Gehirn ist eines der Organe, das die meiste Energie benötigt. Selbst ein zeitweiser Mangel nur eines der B-Vitamine kann die Abläufe im Gehirn empfindlich stören. B-Vitamine sind zudem essenziell für die Synthese von Neurotransmittern. B-Vitamine, mit der Ausnahme von B_{12}, kommen zwar in pflanzlichen Lebensmitteln vor, besonders in Pilzen, doch in geringeren Mengen als in tierischen. Vielen Vegetariern und Veganern mangelt es daher an B-Vitaminen.

Jod: Schilddrüsenhormone sind auf Jod angewiesen. Und Schilddrüsenhormone steuern wiederum wichtige Abläufe im Gehirn. Daher kann Jodmangel, besonders in jungen Jahren, zu schwerwiegenden Folgen führen. Tierische Produkte enthalten mehr Jod als pflanzliche. Selbst der Gebrauch von jodiertem Speisesalz reicht häufig nicht aus, um den Jodbedarf zu decken.

Eisen: Eisen wird für die Bildung von Hämoglobin benötigt. Hämoglobin wiederum ist der entscheidende Stoff für den Transport von Sauerstoff. Das Gehirn braucht besonders viel Sauerstoff. Eisen ist zudem an der Herstellung von Neurotransmittern wie Serotonin und Dopamin beteiligt. Der Mineralstoff trägt außerdem zur Energieherstellung in den Nervenzellen bei. Bei Eisenmangel leidet das Gedächtnis und die Lernleistung. Da Eisen bei der Entwicklung des Gehirns wichtig ist, sollte im Kindes- und Jugendalter speziell auf eine gute Eisenversorgung geachtet werden. Pflanzliche Nahrungsmittel enthalten weniger Eisen als tierische. Zudem ist in ihnen eine Form von Eisenionen enthalten, die vom Körper schlechter aufgenommen wird.

Zink: Das Gehirn benötigt Zink für die Synthese von Serotonin, zur Aktivierung des Vitamins B_6 und für die Übertragung von Nervenimpulsen. Zinkmangel kann zu Depressionen, zu Burn-out und weiteren

Gehirnerkrankungen führen. Pflanzliche Produkte enthalten wesentlich weniger Zink als tierische. Eine Schweizer Studie aus dem Jahr 2017 zeigte, dass 47 Prozent der Veganer unzureichend mit Zink versorgt waren.

Essenzielle Omega-3-Fettsäuren DHA und EPA: Es gibt viele verschiedene Omega-3-Fettsäuren. Für den Bau gesunder Nervenzellen sind DHA und EPA essenziell. Auch das Immunsystem ist auf diese Fettsäuren angewiesen. In einem gesunden Gehirn ist die Konzentration an DHA sehr hoch. Diese Omega-3-Fettsäuren kommen ausschließlich in tierischen Produkten vor, besonders reichhaltig sind ölige Fische. Eine normale vegane Ernährung enthält absolut kein DHA und EPA und auch bei einer vegetarischen Lebensweise ist die Aufnahme meist bedenklich niedrig. Zwar enthalten Lein- und Chiasamen einen hohen Anteil an Omega 3, jedoch in anderer Form. Im Körper müssen die Omega-3-Arten erst in DHA und EPA umgebaut werden. Das gelingt dem Körper aber nicht gut. Die Umbaurate liegt zwischen 0 und 9 Prozent.

Neben tierischen Produkten enthalten jedoch Algen DHA und EPA. Daher sollte jeder, der vegan oder vegetarisch lebt, Algenöl[17] in ausreichender Menge zu sich nehmen, siehe auch Tipp Nummer 37.

Proteine: Enzyme, die die Abläufe in den Nervenzellen regulieren, und Neurotransmitter, die Signale von einer Nervenzelle zur nächsten übermitteln, sind aus Proteinen aufgebaut. Das Gehirn ist daher auf eine gute Versorgung mit Proteinen angewiesen. Proteine kommen in tierischen Produkten, aber auch in Hülsenfrüchten, Buchweizen, Soja sowie Nüssen und Samen vor. Doch handelt es sich bei pflanzlichen Eiweißquellen immer um unvollständige Proteine. Das heißt, einige essenzielle Aminosäuren fehlen oder sind in zu geringer Konzentration enthalten. Anders als tierisches Eiweiß. Das ist vollständiges Protein. Es beinhaltet alle essenziellen Aminosäuren. Wer vegan oder vegetarisch lebt, sollte daher genau ausrechnen, durch welche Kombinationen pflanzlicher Eiweißquellen die Aufnahme aller essenziellen Aminosäuren gewährleistet ist. Zudem sollte die Ernährung mit Proteinpulver ergänzt werden.

TIPP 17

ADHS

ADHS – eine fabrizierte Krankheit oder eine ernst zu nehmende Störung? Meine Klienten berichten von Kindern, die durch ihr störendes Verhalten keine Freunde haben. Oder davon, wie ihr Nachwuchs sie zur Verzweiflung bringt. Ich höre, wie es Lehrern unmöglich ist, diese Kinder in den Unterricht einzubinden. ADHS muss mehr sein als eine erfundene Störung, an der die Pharmaindustrie verdient. Vor allem weil vermehrt auch Erwachsene an der Aufmerksamkeitsdefizitstörung leiden.

Betroffene erhalten meist Medikamente, doch geholfen wird ihnen dadurch nicht. Eines der bekanntesten ist Ritalin. Ein Amphetamin. Wirkt ähnlich wie Kokain und macht psychisch abhängig. Wer Ritalin nimmt, verhält sich zwar anders, aber häufig immer noch nicht »normal«. Als typische Nebenwirkungen gelten Schlafprobleme, Kopfschmerzen, Reizbarkeit, Rastlosigkeit, vermehrtes Schwitzen, Appetitlosigkeit, gestörtes Durstempfinden und Übelkeit. Ritalin und andere Medikamente gegen ADHS schaden auf Dauer dem Gehirn. Insbesondere ist der präfrontale Kortex betroffen. Dieser Teil des Gehirns ist bei Jugendlichen noch nicht vollends entwickelt. Er ist für die emotionale Steuerung und für die Planung von Handlungen zuständig. Auch werden hier mögliche Konsequenzen einer Handlung generiert. Durch die Medikamente werden einerseits im präfrontalen Kortex weniger Botenstoffe ausgeschüttet. Die Neuronen reagieren gedämpft. Andererseits nimmt die neuronale Plastizität ab. Jedoch nicht nur im präfrontalen Kortex, sondern im gesamten Gehirn. Das heißt, es bilden sich weniger neue Vernetzungen zwischen den Nervenzellen. Neuronale Plastizität ist jedoch Voraussetzung für lebenslanges Lernen, für Verhaltensänderungen und für die Bewältigung neuer Lebenssituationen.[18]

Die Ursachen für ADHS sind der Schulmedizin nicht vollständig bekannt. Angenommen werden biologische sowie psychosoziale Faktoren, die zu der Entstehung der Krankheit führen. Lange Zeit wurde angenommen, dass sich die Störung mit der Pubertät »herauswächst«. Tut sie aber nicht. 40 bis 50 Prozent derer, die als Kinder an ADHS litten, leiden auch im Erwachsenenalter weiter. Zusätzlich wird angenommen, dass die Gene eine große Rolle spielen.

Die Gene? Die Anzahl der ADHS-Diagnosen hat in den letzten 25 Jahren in atemberaubendem Tempo zugenommen. Es gibt aber kein Gen, das sich in 25 Jahren so stark verändern kann. Genveränderungen, die ganze Menschheitsgruppen betreffen, dauern 10 000 Jahre oder länger. Selbst der deutsche Psychologe Prof. Dr. Andreas Warnke, der die World Federation ADHD (zu Deutsch: Weltverband ADHS) mitbegründete, räumte bereits 2013 dem Magazin *Spiegel* gegenüber ein: »Was wir gelernt haben, ist paradox. Je mehr wir von der Genetik wissen, desto stärker müssen wir uns auf das Nicht-Genetische besinnen: auf die psychosozialen und lebensgeschichtlichen Einflüsse.«[19]

Psychosozial? Haben sich die sozialen Verhältnisse in den letzten 25 Jahren derart verschlechtert? Warum hat dann meine Generation, die Vertreibung miterlebte, die ohne Väter aufwuchs oder von kriegstraumatisierten Eltern großgezogen wurde, nicht häufiger an ADHS gelitten als Kinder und Erwachsene heute?

Wieder sind es Entzündungsreaktionen, die eine plausible Erklärung liefern! In der Türkei untersuchte ein Team von Wissenschaftlern einen Botenstoff des Immunsystems: Neopterin. Je höher der Spiegel des Botenstoffes, desto stärker kämpft das Immunsystem. Die Wissenschaftler untersuchten diesen Stoff im Venenblut von 49 Patienten mit ADHS und verglichen ihn mit 31 gesunden Probanden. Es zeigte sich ein signifikanter Unterschied: Jene, die an ADHS litten, hatten wesentlich höhere Neopterinwerte als die Gesunden. Zudem zeigten die ADHS-Patienten weitere Anzeichen chronischer Entzündungsreaktionen. Die Wissenschaftler gehen davon aus, dass diese Entzündungen das Gehirn angreifen.[20]

In einer weiteren Studie aus der Türkei wurde der Zusammenhang zwischen Vitamin D und ADHS untersucht. Hierfür wurde bei

40 Kindern im Alter von sechs bis zwölf Jahren, die an ADHS litten, und 40 gesunden Kindern im gleichen Alter Blut entnommen und der Vitamin-D-Status ermittelt. Kinder, die an ADHS litten, hatten signifikant weniger Vitamin D.[21]

Wissenschaftler aus Spanien interessierten sich dafür, ob Vitamin-D-Mangel während der Schwangerschaft das ADHS-Risiko des Nachwuchses erhöht. Hierzu analysierten die Forscher den Vitamin-D-Status von 1650 Schwangeren in der 13. Schwangerschaftswoche. Als die Kinder vier oder fünf Jahre alt waren, führten ihre Vorschullehrer einen standardisierten Test zur Ermittlung von ADHS mit ihnen durch. Kinder, deren Mütter besser mit Vitamin D versorgt waren, entwickelten seltener ADHS als die Kinder von schlecht versorgten Müttern. Pro 10 ng/ml mehr Vitamin D im Blut der Mutter verminderten sich die ADHS-Symptome um 11 Prozent.[22]

PRAXISTIPP !

ADHS heilen

- Verzichten Sie – zusammen mit Ihrem betroffenen Kind – auf Kohlenhydrate zur Verringerung von Entzündungsreaktionen.
- Nehmen Sie Vitamin D, Omega 3, Magnesium und Zink ein oder geben Sie diese Nährstoffe Ihrem Kind.
- Treiben Sie Sport zur Stärkung des Immunsystems oder unterstützen Sie Ihr Kind darin, Sport zu treiben.
- Lassen Sie Ihren Vitamin-D_3-Wert oder den Ihres Kindes untersuchen. Kinder und Jugendliche sollten laut der American Academy of Pediatrics einen Blutwert (25-Hydroxyvitamin D_3 oder 25(OH)D_3) von mindestens 50 ng/ml haben.[23]

TIPP 18

Angststörungen und Panikattacken

Angst ist eine natürliche Reaktion und warnt vor eventuell auftretenden Gefahren. Doch Angst oder Panik vor Krebs bei bester Gesundheit, Angst vor Unfällen von Freunden und Bekannten, nur weil sie mit dem Auto unterwegs sind, oder Angst ohne konkreten Anlass ist keine normale Reaktion, sondern eine Krankheit. Die Lebensqualität Betroffener leidet erheblich. Selbst alltägliche Tätigkeiten, wie Einkaufen oder das Verlassen der Wohnung, werden zu fast unüberwindbaren Problemen. Betroffene werden häufig mit Medikamenten behandelt, die aber nicht heilen, sondern lediglich Symptome unterdrücken. Doch Heilung ist möglich.

Angstattacken oder Panikanfälle können durch Stress oder traumatische Erlebnisse entstehen. Möglich sind auch rein körperliche Ursachen wie Funktionsstörungen der Schilddrüse oder Erkrankungen des Herzens. Ebenso können Alkohol- und Drogenkonsum Angst- und Panikattacken hervorrufen. Viele Medikamente sind ebenfalls problematisch. Insbesondere können Wirkstoffe, die auf Gehirn, Nerven, Herz, Atmung oder Hormonhaushalt wirken, Angst und Panik als Nebenwirkung haben.

Bei Angst und Panik wird zu Psychotherapie geraten. Oft unterstützt durch die Gabe von Antidepressiva oder Beruhigungsmitteln. Die Medikamente greifen in die Abläufe des Gehirns ein. Antidepressiva verändern häufig den Serotoninstoffwechsel. Beruhigungsmittel wie Benzodiazepine verstärken die Wirkung des Neurotransmitters GABA. Er kommt natürlicherweise im Gehirn vor und wirkt beruhigend. Die Einnahme dieser Medikamente geht meist mit Nebenwirkungen einher, von Gewichtszunahme über Mundtrockenheit und Verdauungsprobleme bis zu Abhängigkeiten.

Das muss nicht sein! Sie können die Stoffwechselabläufe in Ihrem

Gehirn auch auf natürlichem Weg in Balance bringen. Mit Proteinen, Vitaminen und Mineralstoffen, mit Sport und Meditation. Das ist wirkliche Heilung. Mit ihr werden Angst- und Panikattacken verschwinden.

Aminosäuren: Sie sind das Baumaterial, aus dem viele Neurotransmitter gebildet werden. Die Aminosäure Tryptophan wird zum Glückshormon Serotonin. Aus der Aminosäure Tyrosin wird Dopamin, das wirkt motivierend. Die Aminosäure Glycin wirkt direkt als Neurotransmitter beruhigend. Zusätzlich wirkt sie dem Stresshormon Noradrenalin entgegen. Bei meinen Angstpatienten erstelle ich routinemäßig das Aminogramm. Also die Messung der essenziellen Aminosäuren. Wissend, dass Serotonin in Form von Tryptophan gegessen werden kann. Manchmal empfehle ich bis zu 10 Gramm täglich. Meine Klienten müssen austesten, wie viel sie vertragen. Beginnen sollen sie mit einem Gramm pro Tag und die Dosis dann steigern. Bei schweren Mängeln nehmen sie ein, zwei oder drei Wochen lang diese hohe Dosis. Danach weniger. Je nach vorher gemessenem Mangel. Daraufhin verschwindet die Angst.

Eisen: Das Spurenelement ist an der Synthese der Glückshormone Dopamin und Serotonin beteiligt.

Magnesium: Der Mineralstoff wirkt beruhigend und ist ebenfalls an der Serotoninsynthese beteiligt.

Phosphor: Durch Angst steigt der Verbrauch der Energiemoleküle namens ATP, die Phosphor enthalten. Daher braucht der Körper mehr Nachschub als normal, also mehr Phosphor.

Vitamin D: Verstärkt die Wirkung des Glückshormons Serotonin.

Sport: Baut das Stresshormon Cortisol ab. Cortisol hingegen kann Angst und Panik auslösen. Denn Cortisol in hoher Konzentration blockiert die Aktivität einer Hirnregion, die zielgerichtetes Verhalten steuert. Unter Stress funktioniert überlegtes Handeln nicht mehr. Stattdessen herrschen Angst und Panik vor. Sport wirkt dem entgegen, indem er den Cortisolspiegel sinken lässt.

Meditation: Baut ebenso Stress ab. Außerdem werden durch Meditation automatisch ablaufende Reaktionen sichtbar. Ereignet sich eine Situation, die an eine vorherige erinnert, die zu traumatischen Erlebnissen führte, läuft oft ein automatisches Programm ab, was die nächste Panikattacke auslöst. Durch Meditation ist es möglich, eine schwierige Situation als solche frühzeitig zu erkennen und in veränderter Weise darauf zu reagieren. Der Automatismus, der sonst zur Panik führte, wird langsam abgebaut.

Nährstoffe helfen selbst bei posttraumatischen Belastungsstörungen oder Phobien wie Flugangst, Höhenangst, Klaustrophobie. Selbst die Angst vor Spinnen, Mäusen oder Blut sowie Spritzen nimmt ab, wenn der Körper über alle Nährstoffe verfügt. Denn Psyche und körperliche Reaktionen gehen Hand in Hand. Die Versorgung mit den wesentlichen Nährstoffen bringt die Abläufe im Gehirn zurück ins natürliche Gleichgewicht. Dieses Gleichgewicht zeigt sich auch in emotionalen Reaktionen. Traumatischen Erfahrungen kann somit der Schrecken genommen werden.

PRAXISTIPP !

Schluss mit Angst und Panik

- Falls Sie Medikamente einnehmen, ziehen Sie das Absetzen dieser in Erwägung. Im Idealfall mit der Unterstützung Ihres Arztes. Siehe Tipp Nummer 73.
- Füllen Sie Nährstofflücken.
- Treiben Sie Sport.
- Lernen Sie anders zu denken. Siehe auch Tipps Nummer 60 und 67.

TIPP **19**

Autismus

Autismus ist ein Sammelbegriff für verschiedene Erkrankungen. Daher sprechen Experten von Autismus-Spektrum-Störungen. Darunter fallen frühkindlicher Autismus, das Asperger-Syndrom und atypische Formen des Autismus. Einige Patienten entwickeln nur leichte Störungen. Andere schwere, bis hin zur geistigen Behinderung. Typisch sind gestörte Sozialkompetenz, Sprach- und Kommunikationsstörung, stereotypes Verhalten, Intelligenzminderung oder isolierte herausragende geistige Fähigkeiten. Neuste wissenschaftliche Erkenntnisse zeigen, dass diesen Störungen Probleme mit dem Darm und den Mitochondrien zugrunde liegen.

Wissenschaftler aus Kalifornien transplantierten Darmbakterien von Kindern mit und ohne Autismusstörung in die Därme von Mäusen, die bis zu diesem Zeitpunkt kein eigenes Mikrobiom besaßen. Daraufhin entwickelten die Mäuse, die das Transplantat der erkrankten Kinder erhielten, typische autistische Verhaltensweisen. An der Arizona State University gingen Forscher noch einen Schritt weiter: Sie tauschten bei 18 jungen Autisten das Mikrobiom komplett aus. Gar nicht so einfach. Dazu töteten sie zunächst die vorhandenen Darmbakterien mit Antibiotika ab. Die neue Darmflora wurde daraufhin aus den Fäkalien gesunder Spender gewonnen und diese im Darm der Autisten »installiert«. Verblüffendes Ergebnis: Die autistischen Verhaltensweisen reduzierten sich erheblich! Die positiven Veränderungen waren auch noch zwei Jahre nach der Transplantation für die Betroffenen spürbar. Die Erkenntnis ist so bahnbrechend, dass sie in einer der renommiertesten Wissenschaftszeitschriften, in *Nature,* veröffentlicht wurde.[24]

Im Darm von Autisten finden sich meist zu viele schädliche Bakterien wie Clostridien und Suterella. Schlechte Darmbakterien stellen aus Kohlenhydraten kurzkettige Fettsäuren her. Diese können dem Nervensystem schaden. Gesundheitsfördernde Bakterienarten, wie Prevotella und Bacteroides, sind bei Autisten hingegen häufig rar. Das hat Folgen. Denn gute Darmbakterien stellen Dopamin, Noradrenalin und Serotonin her. Das sind wichtige Botenstoffe für das Gehirn!

Es sind die Bakterien, die bestimmen, welche Stoffe im Darm hergestellt werden und welche nicht. Somit beeinflussen Darmbakterien erheblich die Gesundheit. Wissenschaftler fanden 27 Stoffwechselprodukte, deren Konzentrationen bei Autisten und Gesunden unterschiedlich waren. Eines davon war Taurin. Autisten haben häufig zu wenig davon. Taurin bindet an Nervenzellen und reduziert ihre Aktivität. Wirkt also beruhigend. Dieser Mangel ist einer der Gründe, die zur Dysbalance zwischen aktivierenden und hemmenden Nervenimpulsen führen, die für Autismus typisch sind.[25]

Das Mikrobiom lässt sich auch ohne Transplantation verändern. Denn die Zusammensetzung der Bakterien im Darm spiegelt exakt die Ernährung wider. Das Mikrobiom ist gesund, wenn es viel Gemüse und Proteine erhält und Kohlenhydrate nur in minimalen Mengen.

Neben Darmproblemen kommen dysfunktionale Mitochondrien bei Autisten gehäuft vor. In den USA wurde die mitochondriale Aktivität von 75 Kindern und Erwachsenen, die an Autismus litten, sowie von 96 Gesunden untersucht. Die Wissenschaftler ermittelten die Laktatkonzentration in verschiedenen Hirnregionen. Laktat im Gehirn ist ein guter Indikator für Funktionsstörungen der Mitochondrien, da Zellen, deren Mitochondrien nicht mehr richtig arbeiten, zur Energieherstellung auf Gärung umschalten. Dabei entsteht Laktat. Von den Versuchsteilnehmern wurden Gehirnscans angefertigt. Die Laktatkonzentration war bei den Autisten signifikant höher als bei den gesunden Versuchsteilnehmern. Die Wissenschaftler nehmen an, dass die Funktionsstörung der Mitochondrien mit zu der Entstehung der typischen Autismussymptome beiträgt. Als Grund für die Dysfunktion der Mitochondrien gelten Nährstoffmängel, die Belastung mit Kohlenhydraten, Chemikalien, Schwermetallen oder Medikamenten, Bakterien und Viren sowie Stress.[26]

TIPP 20

Burn-out und Fatigue

»Ich kann nicht mehr.« »Ich fühle mich emotional und körperlich erschöpft.« »Jedes Telefonat ist zu viel.« »Wochenenden oder Urlaube reichen nicht aus, um mich zu erholen.« So schildern mir meine Patienten ihr Burn-out. Ich leide mit Ihnen, wenn Sie keine Freude am Leben und keine Kraft mehr haben. Ein ausgeprägtes Burn-out führt häufig zu Depressionen.

Bei den Blutuntersuchungen der Betroffenen finde ich in der Regel:

- Zu hohe Cortisolwerte
- Chronisch niedriges Testosteron
- Massive Defizite im Aminogramm

Manchmal sind die Cortisolwerte sogar in Ordnung. Doch davon darf ich mich nicht täuschen lassen. Nach langem Dauerstress erschöpft sich die Cortisolproduktion. Dann kann der Körper nicht einmal mehr das Stresshormon herstellen. Wenn man sich nicht auskennt, lobt man den Patienten wegen des »erfreulich tiefen Stresshormons«. Doch in den Monaten und Jahren zuvor, in denen der Cortisolspiegel erhöht war, hat das Stresshormon meist großen Schaden angerichtet.

Oft entstehen Burn-out und Fatigue durch Überforderung im Beruf, in der Familie oder im Sport. Unter Stress steigt der Cortisolspiegel. Cortisol ist ein Hormon, das den Körper von normal auf Alarm umstellt. Der Blutdruck steigt, das Herz schlägt schneller. Zur Bereitstellung von Energie wird gespeicherte Glukose in die Blutbahnen geleitet oder Glukose extra hergestellt. Alle Körperzellen bedienen sich an ihr, Mitochondrien stellen daraufhin in Akkordzeit Energie aus Glukose her. Dabei entstehen viele freie Radikale. Das führt zu chronischen Entzündungsreaktionen. Cortisol fährt zusätzlich Verdauungsvorgänge zurück. Steigt der Cortisolspiegel nur kurzfristig an, passiert nichts. Das tut dem Körper sogar gut. Doch ist der Cortisolspiegel durch Stress dauerhaft erhöht, wird es gefährlich.

Cortisol vermindert den Proteinstoffwechsel. Daraufhin büßen Nervenzellen Teile ihrer Funktion ein, das Gehirn leidet an Sauerstoffmangel und die Synthese der Neurotransmitter gerät aus dem Gleichgewicht. Kurz: Stress macht das Gehirn krank.

Der Schaden, den dauerhaft erhöhtes Cortisol anrichtet, ist enorm. Nicht nur das Gehirn, sondern jede einzelne Körperzelle leidet. Das registriert wiederum das Gehirn, denn es sammelt ununterbrochen Statusmeldungen aus dem Körper. Auf Grundlage dieser Meldungen generiert es die Stimmung. Meldet die Muskulatur extreme Schwäche, da Proteine abgebaut werden, wandelt das Gehirn diese Meldung in schlechte Laune um. Meldet das Immunsystem Überforderung, weil wichtige Immunzellen aufgrund des entgleisten Proteinstoffwechsels fehlen, sinkt die Stimmung weiter. Dann ist Burn-out, das Gefühl der vollkommenen Erschöpfung, da.

PRAXISTIPP !

Burn-out heilen

- Reduzieren Sie Aktivitäten, die Sie stressen, so weit wie möglich.
- Lernen Sie anders zu denken. Siehe Tipp Nummer 60 und 67.
- Füllen Sie Ihre Nährstofflücken mit Aminosäuren, Fettsäuren, Vitaminen und Mineralstoffen.
- Fördern Sie Ihre Testosteronsynthese mit verzweigtkettigen Aminosäuren, den BCCAs.
- Treiben Sie Sport. Auch wenn es sich anfühlt, als ob Sie es niemals schaffen. Gehen Sie trotzdem stramm spazieren. Verlängern Sie Ihre Strecken, erhöhen Sie Ihr Tempo, bis Sie laufen.

TIPP **21**

Demenz und Alzheimer

Demenzerkrankungen zerstören das Leben der Betroffenen und manchmal das ihrer Angehörigen. Menschen verändern ihre Persönlichkeit, verlieren ihr Kurzzeitgedächtnis und denken nicht mehr klar. Schlimm! In fortgeschrittenem Stadium sind sie auf die Hilfe anderer angewiesen. Unter den Begriff Demenz fallen verschiedene Krankheitsbilder, Alzheimer ist eines davon. So die Theorie. In der Praxis treten häufig Mischformen auf. Daher gibt es für mich nur eine Demenz: die krankhafte Veränderung des Gehirns mit Gedächtnisverlust. Die Zahl der Betroffenen steigt seit einigen Jahren rasant an. Daher kann die Erkrankung keine genetische Ursache haben. So schnell können sich Gene nicht verändern. Es ist der Lebensstil, und den bestimmen Sie!

• • • SELBST-CHECK • • •

Wie fit ist mein Gehirn?

Ich vergesse manchmal, wohin ich gehen wollte.	j	n
Wenn ich Dinge, wie beispielsweise meine Brille, verlege, vergesse ich, wo sie sind.	j	n
Ich mache viele kleine Fehler im Alltag.	j	n
Ich finde mich in ungewohnter Umgebung schlechter zurecht als früher.	j	n
Ich bin sehr zerstreut. Die Nachrichten im Fernsehen zu verfolgen, fällt mir schwer.	j	n

Ich kann mich beim Ausfüllen von Formularen nicht mehr konzentrieren.	j	n
Ich habe Mühe, mich beim Einkauf in meinem Supermarkt zurechtzufinden.	j	n
Ich lese die Zeitung und weiß aufgrund meiner Vergesslichkeit am Ende eines längeren Artikels schon nicht mehr, worum es am Anfang ging.	j	n
Bei langen Sätzen verheddere ich mich.	j	n
Manchmal fallen mir die Wörter für selbstverständliche Dinge, wie beispielsweise Krankenwagen, nicht ein.	j	n
Früher habe ich mich auf vieles gefreut. Heute macht mir fast nichts mehr Spaß.	j	n

Je häufiger Sie mit Ja geantwortet haben, umso wahrscheinlicher leiden Sie an den ersten Anzeichen einer Demenz.[27]
Demenz ist heilbar, kümmern Sie sich! Siehe Tipp Nummer 76.

Vielfältige Veränderungen im Gehirn führen zur typischen Vergesslichkeit. Es herrscht oxidativer Stress, Mitochondrien funktionieren nicht mehr richtig, verschiedene Proteine lagern sich im Gehirn ab. Langfristig sterben Nervenzellen ab, vor allem im Hippocampus. Diese Hirnregion ist besonders wichtig für das Kurzzeitgedächtnis. Es kommt zu Verhaltensveränderungen, Depression, Reizbarkeit, Gleichgewichtsstörungen und Orientierungsproblemen.

Folgende Veränderungen sind für Demenz typisch:

Insulinresistenz im Gehirn: Wissenschaftlern ist aufgefallen, dass Diabetiker besonders häufig an Demenz erkranken. Daraufhin suchten sie nach Gemeinsamkeiten zwischen den Erkrankungen und fanden viele. Seitdem wird Alzheimer auch als Typ-3-Diabetes bezeichnet. Alzheimerpatienten zeigen Insulinresistenz im Gehirn. Das bedeutet, dass die Gehirnzellen nicht mehr auf den ansteigenden Insulinspiegel nach dem Verzehr von Kohlenhydraten reagieren. Dadurch bleibt der Blutzuckerspiegel im Gehirn erhöht. Das führt zu:

- Oxidativem Stress
- Bildung von AGEs
- Bildung von Beta-Amyloid
- Schäden an den Mitochondrien
- Entzündungsreaktionen
- Ausbreitung der Entzündungsreaktionen auf die Mikrogliazellen[28]

Oxidativer Stress und mitochondriale Dysfunktion: Bevor Nervenzellen vollends sterben, sind sie entzündet. Ihre Mitochondrien arbeiten nur eingeschränkt und es herrscht oxidativer Stress.

AGEs (Advanced Glycation Endproducts) bilden sich, wenn Proteine unkontrolliert mit Kohlenhydraten reagieren. Insbesondere Fruktose reagiert auf diese Weise mit körpereigenen Proteinen. Die AGEs lagern sich im Gehirn ab und greifen Nervenzellen an. Langfristig führt das zum Tod der Zellen.

Beta-Amyloid sammelt sich an. Die Proteine kommen in geringen Mengen natürlicherweise vor. In einem gesunden Gehirn werden sie gespalten und abgebaut sowie über das glymphatische System nachts aus dem Gehirn gespült. Anders bei Alzheimerkranken, hier sammelt sich Beta-Amyloid an. Es verklumpt und bildet unauflösliche Ablagerungen zwischen den Nervenzellen. Der sogenannte Beta-Amyloid-Plaque schädigt langfristig die Nervenzellen im Gehirn.

Tau-Proteine ähneln kleinen Röhrchen, die die Nervenzellen durchziehen. In gesunden Nervenzellen sorgen sie für Stabilität und unterstützen die Nährstoffversorgung. Bei Alzheimerpatienten verändern sich die Tau-Proteine. Die Zellen wachsen von innen mit dem Protein zu. Sie verlieren ihre Form, ihre Funktion und sterben dann ab.

Mikrogliazellen leiden an Entzündungen. Die Immunzellen des Gehirns produzieren entzündungsfördernde Zytokine. Entzündungsreaktionen breiten sich im Gehirn aus und nehmen stetig zu. Das schädigt die Nervenzellen und das glymphatische System, das für die nächtliche »Gehirnwäsche« verantwortlich ist. Da schädliche Stoffe, wie Beta-Amyloid, im Gehirn bleiben, werden Nervenzellen geschädigt, bis sie absterben.

Diese vielfältigen Veränderungen entstehen vor allem durch die als normal empfundene Ernährungsweise mit Brot, Kuchen, Nudeln und Pizza. Zusätzlich schaden Nährstoff- und Bewegungsmangel dem Gehirn. Nervenzellen sterben, Vergesslichkeit nimmt zu. Entgegenwirken können Sie mit No Carb, Vitaminen, Mineralstoffen, Fettsäuren, Proteinen und vor allem mit Sport!

Die Gehirne von Sportlern bleiben im Alter gesünder als die von Bewegungsmuffeln. Einer der Gründe ist der hormonähnliche Botenstoff Irisin. Er wird während körperlicher Anstrengung von Muskelzellen ausgeschüttet. Im Gehirn bremst er neurodegenerative Prozesse wie Alzheimer. In einem internationalen Projekt haben Forscher Mäusen ein regelmäßiges Fitnessprogramm verordnet. Daraufhin haben sie ihren Irisinspiegel und die für Alzheimer typischen Veränderungen gemessen. Der hormonähnliche Botenstoff schützte die Mäusegehirne vor Schäden:[29] Die Menge an Beta-Amyloid sank und die Gedächtnisleistung der Tiere stabilisierte sich.

Die Empfehlung der WHO, der Weltgesundheitsorganisation, stimmt mit diesen Forschungsergebnissen überein. Die WHO rät zu Sport gegen Vergesslichkeit! Die Mehrzahl der Deutschen glaubt heute noch, dass es sich bei Sport um lustige Hobbys handelt, wie Marathonlaufen oder der Besuch des Fitnessstudios. Die Mehrheit der Deutschen hat dafür keine Zeit. Die nimmt das Leben ernst. Und hat mit den schweren Folgen zu kämpfen.

Veränderungen im Gehirn in Richtung Demenz zeigen sich 15 bis 20 Jahre vor dem Auftreten der ersten Symptome. Vergesslichkeit und Alzheimer müssen daher Thema der 30- und 40-Jährigen werden. Wer frühzeitig seinen Lebensstil ändert, schützt sein Gehirn.

TIPP **22**

Depression

Jeder Tag wird zur Qual. Die Motivation, morgens aufzustehen, fehlt. Anziehen, duschen, Kaffee kochen ist schwierig. Das ist kein Leben, das ist Leiden. Bislang werden meist psychische Probleme dafür verantwortlich gemacht. Körperliche Befunde bleiben außen vor. Neuste Erkenntnisse zeigen jedoch: Depression ist immer auch eine Entzündung im Gehirn.

Die Entzündungen entstehen auf mindestens zwei Wegen: durch direkte Nervenreizungen und durch Nährstofflücken. Wenn in der Kindheit die Liebe der Eltern fehlt, entsteht Dauerstress. Ebenso können Überforderung im Beruf oder Ärger die Nerven übermäßig erregen. Die starken Reizungen führen zu Entzündungsreaktionen. Durch den Dauerstress steigt zusätzlich der Nährstoffverbrauch. Wenn Nährstofflücken nicht wieder gefüllt werden, bleiben Betroffene ihr Leben lang im »falschen Zustand«. In der Depression. Zumal es mit der bei uns als normal geltenden Ernährung unmöglich ist, diese Lücken zu füllen: zu wenig Gemüse und hochwertiges Fleisch. Wichtige Vitamine, Mineralstoffe, Fett- und Aminosäuren fehlen, aber Kohlenhydrate gibt es zuhauf. Sie verstärken zusätzlich Entzündungsreaktionen. Viele Betroffene schütten unwissentlich jeden Tag mit ihrer Ernährung neue Entzündung auf die vorhandenen. Auf die Depression.

Ich habe es selbst am eigenen Leib erlebt. Nach meinem Unfall. Das waren fürchterliche Schmerzen, Dauerstress. Daraufhin erlitt ich eine schwere Depression. Ich wusste von den Nährstofflücken durch Stress. Ich habe nachgemessen. Bei mir fehlte Tryptophan. Die Aminosäure, aus der das Glückshormon Serotonin entsteht. Nach dem Auffüllen war die Depression wieder weg. Schmerzen hatte ich jedoch immer noch, nur wurden sie wesentlich erträglicher. Oft fehlt nicht nur Tryptophan, sondern das gesamte Aminogramm zeigt katastrophale Lücken. Das Immunsystem ist kaputt, Entzündungen entstehen. Die verändern daraufhin den Stoffwechsel im Gehirn. Zahlreiche entzündungsfördernde Botenstoffe verändern die Biochemie der Nervenzellen und somit das Gefühlsleben.

Bei verschiedenen Untersuchungen fanden Wissenschaftler im Blut von Depressiven deutlich höhere Konzentrationen an C-reaktivem Protein, entzündungsfördernder Zytokine und weiterer Stoffe, die Entzündungsreaktionen anzeigen. Teilweise entstehen sie im Gehirn direkt. Oder sie gelangen aus dem Blutkreislauf des Körpers ins Gehirn, weil die Blut-Hirn-Schranke löchrig ist. Je stärker die Entzündung, umso stärker die Depression.

Entzündungsfördernde Zytokine verändern die Synthese verschiedener Neurotransmitter. Die Herstellung von Serotonin und Dopamin nimmt ab. Die Stimmung geht in den Keller. Zytokine greifen auch die Verknüpfungen der Nervenzellen an. Besonders betroffen ist der präfrontale Kortex. Das Kurzzeitgedächtnis leidet, langfristige Planungen werden fast unmöglich. Betroffene haben Schwierigkeiten, Entscheidungen zu treffen, ihr Verhalten wird inflexibel. Die emotionale Steuerung leidet, soziale Normen werden missachtet. Stattdessen steuern Impulse das Verhalten, Betroffene können ihr Verhalten kaum kontrollieren. Nicht fehlende Willensstärke ist der Grund dafür, sondern Entzündungen, die Nervenzellen im präfrontalen Kortex angreifen.

Neben den Verhaltensänderungen gehen Depressionen fast immer mit Symptomen einher, die Infektionskrankheiten ähneln. Wie bei einer Grippe leiden Depressive an Niedergeschlagenheit, Lust- und Freudlosigkeit, Appetitlosigkeit und Gewichtsverlust.[30] Auch dafür sind entzündungsfördernde Zytokine verantwortlich.

Neben psychischem Stress, Nährstofflücken und leeren Kohlenhydraten treten Depressionen als Nebenwirkung vieler Medikamente auf. Dazu zählen:

- Antibabypille
- Magensäureblocker
- Betablocker
- Finasterid (Prostata)

TIPP 23

Epilepsie

Während eines epileptischen Anfalls feuern Nervenzellen im Gehirn plötzlich unkontrolliert Impulse ab. Zu viele Nervenzellen entladen sich exakt zur gleichen Zeit. Je stärker die Zellen feuern, umso heftiger der Anfall. Die Nervenzellen brauchen während eines epileptischen Anfalls sehr viel Energie. Diese Energiemenge kann nur entstehen, wenn Mitochondrien Energiemoleküle aus Kohlenhydraten herstellen. Dreht man ihnen die Kohlenhydratzufuhr ab, gibt es diese Energiespitzen nicht mehr. Anfälle nehmen ab und gehen dann gänzlich zurück.

Die übermäßige Aktivität der Nervenzellen während eines epileptischen Anfalls kann entweder im gesamten Gehirn oder nur in begrenzten Hirnarealen auftreten. Die Bandbreite reicht von leichten Zuckungen bis zum unkontrollierten Krampfanfall oder zu kurzer Bewusstlosigkeit. Die Anfälle dauern häufig nur wenige Sekunden, manchmal auch länger. Grundsätzlich kann Epilepsie – bei falscher Ernährung – in jedem Lebensalter auftreten, doch kommt sie gehäuft bei Kindern sowie bei Erwachsenen zwischen dem 50. und 60. Lebensjahr vor.

Ketogene Diät heilt Epilepsie. Ketogen bedeutet kaum Kohlenhydrate und viel Fett. Das wurde bereits 1925 in dem renommierten *Journal of the American Medical Association (JAMA)* veröffentlicht.[31] Seitdem fanden viele Studien mit Kindern wie auch mit Erwachsenen statt, die das Ergebnis bestätigen.

Besonders wichtig ist der Verzicht auf Kohlenhydrate. Epileptiker sollten maximal 20 Gramm Kohlenhydrate pro Tag essen. Solange Kohlenhydrate zur Verfügung stehen, nutzen die Nervenzellen diese zur Herstellung der Energie. Mitochondrien, die aus Kohlenhydraten Energie herstellen, können in kurzer Zeit sehr viel Energiemoleküle generieren. Wird die Kohlenhydratzufuhr zugedreht und die Fettzufuhr erhöht, schalten die Zellen im Gehirn um. Energie entsteht nicht mehr aus Kohlenhydraten, sondern aus Fettsäuren. Genauer: Aus den Fettsäuren werden zunächst Ketonkörper und dann Energiemoleküle gebildet. Die Energiegewinnung ist langsamer als die aus Kohlenhydraten. Dafür verläuft sie aber stetig. Mit positiven Effekten für Epileptiker. Den Nervenzellen fehlt schlichtweg die Energie für einen Anfall.

Das Gehirn hat trotzdem genug Energie! Sogar insgesamt mehr als im Kohlenhydratstoffwechsel. Wie das? Wenn Ketonkörper zur Herstellung von Energie genutzt werden, bilden sich in jeder Nervenzelle viele neue Mitochondrien. Sie alle produzieren langsam und stetig Energiemoleküle aus Ketonkörpern. Nervenzellen haben daraufhin insgesamt mehr Energie, nur die Energiespitzen bleiben aus.

Wenn mehr Energiemoleküle (ATP) im Gehirn vorhanden sind, beeinflusst das auch die Aktivität der Neurotransmitter. Unter anderem wird der GABA-Rezeptor aktiver. GABA ist einer der beruhigend wirkenden Neurotransmitter. Wenn die GABA-Rezeptoren ihre Aktivität steigern, nimmt die Wirkung des Neurotransmitters zu. GABA beruhigt die Nervenzellen und wirkt somit epileptischen Anfällen entgegen.[32]

Eine strikte ketogene Diät enthält weniger Proteine, als ich es empfehle. Doch viele Neurotransmitter sind aus Proteinen aufgebaut. Für Epileptiker ist das besonders wichtig. Sie brauchen ein gesundes Gleichgewicht der Neurotransmitter. Daher rate ich zu einem etwas höheren Proteinanteil.

Neben dem Energieüberschuss während eines Anfalls leiden viele Epileptiker an mitochondrialer Dysfunktion, oxidativem Stress und Entzündungsreaktionen im Gehirn. Einige antiepileptische Medikamente vermehren zudem oxidativen Stress.[33] Neben No Carb, um Energiespitzen zu vermeiden und Entzündungsreaktionen zu reduzieren, helfen Antioxidantien wie Vitamin C und E. Viele Epileptiker leiden hingegen an Vitamin-E-Mangel. Tragisch, denn das Vitamin reduziert Anfälle effektiv. Weiter helfen Nährstoffe wie Vitamin B_6, Magnesium, Mangan, Omega-3-Fettsäuren und Coenzym Q_{10}.

TIPP 24

Hirnhautentzündung

Die Hirnhaut liegt zwischen Gehirn und Schädel. Sie besteht aus mehreren Schichten und kann sich entzünden. Meist wird die Entzündung durch Viren ausgelöst, in einigen Fällen aber auch durch Bakterien. Betroffene leiden an grippeähnlichen Beschwerden wie hohem Fieber, Kopf- und Gliederschmerzen. Auch Übelkeit und Erbrechen, schmerzhafte Nackensteifigkeit sowie Geräusch- und Lichtempfindlichkeit können auftreten. Bei viralen Entzündungen wirkt Vitamin C heilend. Bakterielle Hirnhautentzündungen sind hingegen selten, können aber innerhalb von Stunden lebensgefährlich werden. Hier muss meist mit Antibiotika und eventuell Cortison behandelt werden. In beiden Fällen wirkt ein starkes Immunsystem präventiv.

Virale Hirnhautentzündungen, wie Frühsommer-Meningoenzephalitis, kurz FSME, werden von Zecken übertragen. Nicht jede Zecke trägt das Virus in sich. In den Risikogebieten Deutschlands sind es etwa 0,1 bis 5 Prozent der Spinnentiere, die die Krankheit übertragen können. Und selbst wer von einer infizierten Zecke gestochen wird, erkrankt nicht gleich. Nur ungefähr jeder Dritte ist betroffen. Je stärker das Immunsystem, umso geringer das Risiko einer Infektion. Daher: Bevor Sie Ihr Kind in den Wald lassen, sollten Sie erst sein Immunsystem aufrüsten. Dann kann das Kind nämlich keine FSME bekommen. Wenn die Krankheit ausbricht, steht die Schulmedizin ihr machtlos gegenüber. Behandelt wird lediglich mit schmerzlindernden oder krampflösenden Mitteln. Doch das reduziert die Entzündung nicht.

Dabei ist die Wissenschaft viel weiter! Seit langem ist bekannt, dass Vitamin C äußerst effektiv gegen Viren wirkt. Doch um entzündete Nervenzellen zu heilen, gibt es ein Problem: Vitamin C ist wasserlöslich. Die Membranen und Schutzschichten der Nervenzellen bestehen jedoch größtenteils aus Fettsäuren. Wasser und Fett stoßen sich gegenseitig ab. So auch an den entzündeten Nervenzellen. Heilendes Vitamin C kommt lediglich durch bestimmte Schleusen in die Zellen. Doch die Schleusen transportieren nur eine beschränkte Menge des Vitamins. Zudem benötigen sie für den Transport durch die Zellmembran Energie und Natriumionen, an denen es häufig mangelt.

Forscher haben herausgefunden, wie Vitamin C in größeren Mengen in Nervenzellen eindringen kann. Sie haben das Vitamin mit einer Fettsäure kombiniert und somit ein neues Molekül hergestellt. Die Idee dahinter: Zellmembranen bestehen zum Großteil aus Fettsäuren, durch die andere Fettsäuren diffundieren können. Somit kann Vitamin C unabhängig von den Schleusen in Nervenzellen eintreten. Funktioniert! Das wurde in Versuchen getestet.[34] Das neue Molekül, das aus Vitamin C und einer Fettsäure besteht, heißt Liposomales Vitamin C. Es reichert sich um den Faktor 10 häufiger im Nervengewebe an als normales Vitamin C. Somit kann das Vitamin schnell und effektiv gegen die Viren in Nervenzellen vorgehen.

Liposomales Vitamin C hilft nicht nur bei FSME, sondern auch bei anderen Formen der Hirnhautentzündung. Und gegen andere Virusinfektionen, die häufig unbemerkt im Hintergrund ihr Unwesen treiben: Epstein-Barr-Viren oder Varicella-Zoster-Viren.

PRAXISTIPP !

Stark gegen Viren

- Sollten Sie in einem Risikogebiet von einer Zecke gestochen werden und Angst haben, an FSME zu erkranken, so nehmen Sie stündlich ein Gramm Vitamin C ein, oder so viel, bis Sie Durchfall bekommen. Zusätzlich sollten Sie 400 I. E. Vitamin E und 20 mg Zink pro Tag einnehmen.
- Sollten Sie sich nachweislich mit FSME infiziert haben, nehmen Sie Liposomales Vitamin C, Vitamin E und 60 mg Zink pro Tag für den Zeitraum der Infektion ein.

TIPP 25

Migräne und Kopfschmerzen

In Deutschland leiden ca. acht Millionen Menschen regelmäßig an Migräne. Dabei sind Frauen häufiger betroffen als Männer. An normalen Kopfschmerzen leidet fast jeder mehr oder weniger häufig. Weder Migräne noch normale Kopfschmerzen müssen sein, denn die meisten Gründe für das Auftreten der Schmerzen sind bekannt. Also können Sie sich schützen.

Normale Kopfschmerzen treten häufig im Stirnbereich auf. Sie gehen mit einem dumpfen Druckgefühl einher. Weitere Symptome sind selten. Während eines Migräneanfalls schmerzt hingegen meistens nur eine Seite des Kopfes. Der Schmerz ist intensiv und pulsierend. Weitere Symptome sind Übelkeit, Empfindlichkeit gegenüber Gerüchen, Licht und Geräuschen. Die Anfälle treten wiederkehrend auf.

Gründe für normale Kopfschmerzen gibt es viele, vom »Kater« bis zur Grippe, von der Gehirnerschütterung bis zum Gehirntumor. Doch die meisten Kopfschmerzen entstehen schlichtweg durch Dehydration. Daher hilft bereits das Trinken von einem halben bis einem Liter Wasser gegen den Schmerz. Auch eine schlechte Körperhaltung kann zu Kopfschmerzen führen. Mit regelmäßigem Krafttraining, Stretching sowie dem Einüben einer aufrechten und gleichzeitig lockeren Haltung beugen Sie vor. Stress kann ebenfalls zu Kopfschmerzen führen. Magnesium ist dann das Mittel der Wahl, es macht resistenter gegen Stress und verhindert somit stressbedingte Kopfschmerzen. Sollte der Schmerz schon da sein, hilft der Mineralstoff ebenfalls.

Im Gegensatz zu Menschen, die an normalen Kopfschmerzen leiden, zeigen Migränepatienten messbare Veränderungen im Gehirn. Allen voran Entzündungsreaktionen. Botenstoffe des Immunsystems sind erhöht, Nerven- und Gliazellen entzündet. Die Entzündung ist chronisch. Kommt es zusätzlich zu psychischem Stress, verschlimmern sich die Entzündungsreaktionen. Das kann einen Migräneanfall auslösen. Auch normale Hormonschwankungen im Zyklus der Frau können chronische Entzündungsreaktionen verschlimmern und zu Migräne führen.

Für Migränepatienten ist daher No Carb eine absolute Notwendigkeit. Durch den Verzicht auf Kohlenhydrate reduzieren sich Entzündungsreaktionen im Gehirn. Weiterhin helfen Omega 3, Mineralstoffe und Vitamine zur Stärkung des Immunsystems. Dazu Sport, der ebenfalls Entzündungen reduziert. Migränepatienten zeigen häufig Mängel bei den B-Vitaminen, allen voran bei Folsäure, Vitamin B_2 und B_{12}. Und auch der Vitamin-D-Spiegel ist meist erschreckend niedrig. Dazu fehlen häufig die Aminosäure Tryptophan und der Mineralstoff Magnesium. Viele Migränegeplagte trinken außerdem zu wenig Wasser. Problematisch, denn chronische Dehydration kann ebenfalls zu Migräneanfällen führen.

Die chronischen Entzündungen bringen viele Abläufe im Gehirn durcheinander. Auch die Serotoninsynthese ist oft dauerhaft vermindert. Während eines Migräneanfalls läuft im Gehirn dann einiges aus dem Ruder: Meist sinkt der Serotoninspiegel noch weiter ab. Das führt dazu, dass sich die Blutgefäße im Kopf weiten. Das wiederum stresst die Nervenzellen, die daraufhin entzündungsfördernde Botenstoffe herstellen. Die Entzündungen im Gehirn nehmen zu. Neben No Carb zur Verminderung der Entzündungsreaktionen hilft die Einnahme von Tryptophan, um die Serotoninsynthese zu normalisieren. Doch funktioniert die Herstellung des Glückshormons nur, wenn ausreichend Folsäure, Vitamin B_6 und B_{12} sowie Magnesium vorhanden sind. Diese Nahrungsergänzungsmittel wirken vorbeugend und sollten dauerhaft eingenommen werden.

Stress löst häufig Migräneattacken aus. Denn unter Stress verbraucht der Körper besonders viel Magnesium. Bei Magnesiummangel kann sich im Gehirn CGRP (Calcitonin Gene-Related Peptide) anreichern. Steigt der CGRP-Spiegel zu sehr an, kommt es zum Migräneanfall. Ist hingegen ausreichend Magnesium vorhanden, fördert der Mineralstoff den Abbau von CGRP und hält den gefährlichen Stoff somit in

Schach. Wenn hingegen der Magnesiumspiegel chronisch zu niedrig ist und dann durch Stress weiter fällt, bildet sich schnell zu viel CGRP und die Migräne ist da.[35]

Viele Medikamente setzen genau dort an. Sie blockieren CGRP. Der Migräneanfall wird etwas abgeschwächt. Die Medikamente beheben aber nicht die Schieflage, die zum Anfall führte, die chronischen Entzündungsreaktionen durch zu viele Kohlenhydrate und zu wenig Bewegung, den Mangel an essenziellen Aminosäuren, Vitaminen, Mineralstoffen und Omega 3. Und vor allem nicht den Mangel an Magnesium. Wäre ausreichend Magnesium vorhanden, würde CGRP kontinuierlich abgebaut. Dann würde es sich erst gar nicht anreichern können und einen Migräneanfall auslösen.

PRAXISTIPP!

Geben Sie Migräne keine Chance

- Mit No Carb und Sport.
- Lassen Sie Ihre Nährstoffversorgung untersuchen und füllen Sie die Löcher. Insbesondere:
  - B-Vitamine. Siehe Tipp 29.
  - Vitamin D. Siehe Tipp 46.
  - Magnesium. Siehe Tipp 39.
  - Aminosäuren, besonders Tryptophan. Siehe Tipps 35 und 41.

TIPP 26

Multiple Sklerose

Multiple Sklerose ist eine chronische Entzündung der Nervenzellen. Das Rückenmark und das Gehirn sind betroffen, auch der Sehnerv ist häufig angegriffen. Durch die entzündeten Nerven entstehen Seh- und Gefühlsstörungen, Schmerzen und Lähmungen, Betroffene ermüden schnell. Es kommt zu Gangstörungen aufgrund von Muskelverkrampfungen. Auch die Darm- und Blasenentleerung kann zum Problem werden. Frauen mit Multipler Sklerose haben häufig keine Lust auf Sex, Männer Erektionsstörungen. Oft wird die Krankheit begleitet von Depression oder kognitiven Störungen. Die Symptome gestalten sich von Patient zu Patient sehr unterschiedlich. Meist verläuft die Erkrankung schubförmig, es kommt immer wieder zu einer akuten Verschlechterung des Gesundheitszustandes. Genauso wie bei anderen chronischen Erkrankungen sind Entzündungsreaktionen der eigentliche Grund. Entzündungen sind heilbar und damit auch Multiple Sklerose.

Multiple Sklerose ist eine Autoimmunerkrankung. Das Immunsystem greift körpereigene Strukturen an. MS-Patienten zeigen insbesondere erhöhte Werte eines bestimmten Zytokins, des GM-CSF (granulocyte macrophage colony-stimulating factor). Dieser Botenstoff ist ein Wachstumsfaktor. Er stimuliert das Immunsystem, immer mehr weiße Blutkörperchen (Leukozyten) herzustellen. Insbesondere entstehen daraufhin zwei Arten weißer Blutkörperchen, Granulozyten und Monozyten. Normalerweise wehren diese Blutzellen Fremdstoffe ab. Im Fall von MS greifen sie jedoch die schützende Myelinschicht an. Die Schicht, die die langen Arme der Nervenzellen umgibt, damit Nervenimpulse schnell weitergeleitet werden können. Bei MS-Patienten nimmt die Impulsweiterleitung ab. Es kommt zu multiplen (zahlreichen) Stellen, an denen die Myelinschicht zunächst geschädigt wird und anschließend vernarbt (Sklerosierung).

Die Entzündungsreaktionen, die zum Ausbruch der Autoimmunerkrankung führen, werden vermutlich von mehreren gesundheitlichen Problemen ausgelöst:

Epstein-Barr-Virus (EBV): Im Gegensatz zu Gesunden zeigen alle MS-Patienten eine Infektion mit diesem Virus. In der restlichen Bevölkerung sind 60 Prozent infiziert. EBV gilt als Risikofaktor für MS. Das Virus wird insbesondere zum Problem, wenn das Immunsystem bereits geschwächt ist.

Vitamin-D-Mangel: Vitamin D kann der Körper selbst herstellen, aber nur, wenn Sonne auf die Haut scheint. Längst bekannt ist, dass Multiple Sklerose in Ländern mit intensiverem Sonnenschein weniger häufig auftritt. Da liegt die Vermutung nahe, dass Vitamin-D-Mangel zur Entstehung der Krankheit beiträgt. Weiterhin ist bekannt, dass Menschen, deren Mütter in der Schwangerschaft hohe Vitamin-D-Spiegel hatten, seltener an Multipler Sklerose erkranken. Auch ein hoher Vitamin-D-Spiegel in der Kindheit reduziert das Risiko.

Aus Australien stammt eine Studie, die den Zusammenhang zwischen Vitamin-D-Spiegel und dem Auftreten der für Multiple Sklerose typischen Krankheitsschübe untersuchte. Für je 10 nmol mehr Vitamin D im Blut verringerte sich das Risiko eines erneuten MS-Schubes um 10 Prozent. Wurde der Vitamin-D-Spiegel im Blut verdoppelt, halbierte sich das Risiko für einen erneuten Schub.[36]

Wissenschaftler der John Hopkins University in Baltimore behandelten 40 MS-Patienten mit Vitamin D und untersuchten deren Immunaktivität. Typisch für MS sind erhöhte Werte entzündungsfördernder Zytokine und bestimmter weißer Blutkörperchen (T-Zellen). Die Hälfte der Probanden erhielt über sechs Monate 10 400 I. E. Vitamin D pro Tag, die andere nur 800 I. E. Nach einem halben Jahr hatten sich die Vitamin-D-Spiegel der Versuchsteilnehmer, die die hohe Dosis erhielten, um durchschnittlich 34,9 ng/ml erhöht. In der anderen Gruppe lag der Anstieg bei lediglich 6,9 ng/ml. Die schädlichen Aktivitäten der Zytokine und der T-Zellen ging nur bei den Probanden zurück, die die hohe Vitamin-D-Dosis erhielten.[37]

Gestörtes Mikrobiom: MS-Patienten weisen meist eine gestörte Bakterienbesiedelung im Darm auf. Insbesondere ist die Anzahl der Bakterien, die aus Ballaststoffen Propionsäure herstellen, reduziert. Propionsäure ist eine kurzkettige Fettsäure, die das übersteuerte Immunsystem herunterreguliert.

Entzündungsfördernde Substanzen: Entzündungsreaktionen entstehen durch Zucker und andere Kohlenhydrate, auch durch Vollkornprodukte. Omega-6-Fettsäuren fördern ebenfalls Entzündungen, sie sind in billigem Fleisch, Sonnenblumenöl oder Margarine enthalten. Neben zu vielen Omega-6-Fettsäuren führen zu wenige Omega-3-Fettsäuren zu vermehrten Entzündungsreaktionen. Weiterhin fachen Nikotin, Alkohol, Giftstoffe und Übergewicht die Entzündungen an.

Nährstoffmängel: Entzündungsreaktionen, wie sie bei Multipler Sklerose auftreten, entstehen auch durch Mängel an Aminosäuren, Mineralstoffen und Vitaminen.

PRAXISTIPP!

Multiple Sklerose heilen

- Lassen Sie alle wesentlichen Mineralstoffe inklusive Jod sowie Schwermetalle, essenzielle Aminosäuren, den Omega-3-Index, Vitamin A, E, D_3 und B-Vitamine in Ihrem Blut untersuchen. Füllen Sie die Löcher auf.
- Nehmen Sie hoch dosiert Vitamin D_3, zusammen mit K_2, Selen, Zink, Vitamin A, Vitamin B_{12} und Biotin (bis zu 100 mg pro Tag) ein. Lassen Sie halbjährlich diese Stoffe im Blut kontrollieren.
- Streichen Sie Kohlenhydrate und Omega 6. Genießen Sie viel Gemüse, Proteine und Omega 3.
- Unterstützen Sie Ihren Darm mit Pro- und Präbiotika. Zusätzlich können Sie zweimal täglich 500 mg Propionsäure einnehmen.

TIPP 27

Parkinson

Kennzeichnend für Morbus Parkinson ist das Absterben von Dopamin produzierender Nervenzellen im Gehirn. Der Neurotransmitter Dopamin wirkt motivierend und ist an der Steuerung der Motorik beteiligt. Fehlt er, verlangsamt sich die Bewegung. Betroffene leiden an Muskelsteifheit, auch im Gesicht. Arme und Beine zittern im Ruhezustand. Mit No Carb, Vitaminen, Mineralstoffen, Omega 3 und Sport reduzieren Sie Ihr Parkinsonrisiko erheblich. Und falls die Krankheit bei Ihnen bereits ausgebrochen sein sollte, helfen Ihnen Ernährung, Sport und Stressabbau, die Symptome zu reduzieren. Sie können den Untergang weiterer Nervenzellen aufhalten.

Parkinson war einst eine seltene Erkrankung, doch in den letzten 25 Jahren hat sie explosionsartig zugenommen. Daher kann der Grund auch hier kein genetischer sein, denn so schnell können sich Gene nicht ändern. Der Grund ist der Lebensstil. Wie fast alle chronischen Erkrankungen geht Parkinson mit einer fehlerhaften Bakterienbesiedelung im Darm einher. Im Gehirn zeigen sich vermehrt freie Radikale und damit verbundene Entzündungsreaktionen. Zusätzlich ist mitochondriale Dysfunktion typisch für Parkinson. Betroffene leiden häufig an Schlafproblemen und sind schnell gereizt. Im Zuge der Erkrankung können intellektuelle Leistungsfähigkeiten abnehmen und das Demenzrisiko steigt. Parkinsonpatienten leiden zudem häufiger an Depressionen als Menschen mit anderen chronischen Krankheiten. Grund dafür sind die fehlenden Dopamin produzierenden Zellen. Denn mit dem Untergang der Zellen lässt auch die Produktion der Neurotransmitter Noradrenalin, Serotonin und GABA nach. Das wirkt sich auf die Stimmung aus.

Folgende körperliche Missstände führen zu Parkinson. Kümmern Sie sich um sie, damit Parkinson erst gar nicht entsteht. Sollten Sie an Parkinson leiden, werden sich Ihre Symptome deutlich verbessern, wenn Sie diese Missstände beseitigen.

Darmflora (Mikrobiom): Parkinsonpatienten haben häufig zu viele Bakterien im Darm, die Entzündungsreaktionen fördern, und zu wenig gute Bakterien. Dieses Ungleichgewicht entsteht vor allem durch den Verzehr von Zucker und anderen Kohlenhydraten sowie durch Gemüsemangel. Neben der gestörten Darmflora ist das Leaky-Gut-Syndrom, die durchlässige Darmschleimhaut, bei Parkinsonpatienten häufig. Durch die mikroskopisch kleinen Lücken gelangen Fremdstoffe zunächst ins Blut und dann ins Gehirn. Dort lösen sie entzündliche Prozesse aus.

Ein 17-köpfiges Forschungsteam aus Schweden und den USA untersuchte den Einfluss des Mikrobioms bei Mäusen. Mäusen, die bereits Parkinsonsymptome aufwiesen, wurde Stuhl von Menschen, die an Parkinson litten, in den Darm transplantiert. Daraufhin verschlechterte sich der Gesundheitszustand der Mäuse. Wurden Sie jedoch mit Antibiotika behandelt, damit ihr Mikrobiom abstarb, und erhielten anschließend eine Stuhltransplantation von gesunden Menschen, nahmen die Parkinsonsymptome ab.[38]

Das Mikrobiom spiegelt exakt Ihre tägliche Ernährung wider. Daher können Sie es effektiv verändern. Die schlechten Bakterien verschwinden, wenn Sie Zucker und andere Kohlenhydrate weglassen. Sie vermehren die guten Bakterien, indem Sie viele Ballaststoffe in Form von Gemüse essen.

Vitamin D: Seit einigen Jahren ist bekannt, dass Menschen mit geringerem Vitamin-D-Spiegel ein erhöhtes Parkinsonrisiko haben. In Japan sind Wissenschaftler der Frage nachgegangen, ob Vitamin D Parkinsonsymptome reduziert. 114 Parkinsonpatienten wurden zufällig in zwei Gruppen aufgeteilt. Die eine erhielt über 12 Monate Vitamin D, die andere ein Placebo. Leider hielten die Wissenschaftler 30 ng/ml Vitamin D im Blut für ausreichend und strebten mit der Vitamin-D-Gabe nur diesen Wert an. Nach meiner Erfahrung sind 70 bis 80 ng/ml Vitamin D im Blut gesund. Aber zurück zur Studie. Die Probanden der Vitamingruppe erhielten 1200 I. E. Vitamin D pro Tag.

Nach einem Jahr war ihr Blutspiegel von durchschnittlich 22,5 ng/ml auf 41,7 ng/ml gestiegen. In der Placebogruppe blieb er fast unverändert bei durchschnittlich 21,4 ng/ml. Die Symptome der Erkrankung maßen die Wissenschaftler mit etablierten Tests. In der Placebogruppe verschlechterten sie sich. In der Vitamingruppe blieben sie unverändert. Insgesamt nahm die Lebensqualität derer, die Vitamin D einnahmen, zu.[39] Vitamin D hält das Fortschreiten der Krankheit auf. Ich bin auf Studien gespannt, die mit einen Vitamin-D-Spiegel von 70 bis 80 ng/ml arbeiten. Meiner Erfahrung nach tritt dann Heilung ein.

Freie Radikale und mitochondriale Dysfunktion: Im Gehirn von Parkinsonpatienten herrscht häufig oxidativer Stress durch die erhöhte Anzahl an freien Radikalen. Sie entstehen, wenn Mitochondrien aus Kohlenhydraten Energie herstellen. Die freien Radikale greifen Mitochondrien und andere Zellstrukturen an. Einige sterben ab. Es gibt aber noch einen weiteren Grund für den erhöhten oxidativen Stress. Parkinsonpatienten haben meist einen zu niedrigen Glutathionspiegel. Glutathion ist eines der stärksten Antioxidantien. Es entschärft freie Radikale und schützt somit Nervenzellen. Der Körper stellt Glutathion selbst her. Vorausgesetzt, er verfügt über das Ausgangsmaterial für den Bau des Antioxidans. Dazu braucht er die drei Aminosäuren Glutaminsäure, Cystein und Glycin sowie die Mineralstoffe Magnesium und Mangan.

Erhöhter Homocysteinspiegel: Auch der schädliche Stoff Homocystein ist bei Parkinsonerkrankten oft erhöht. Homocystein schädigt Nervenzellen. Er entsteht natürlicherweise im Aminosäurestoffwechsel. Wenn alle Nährstoffe in ausreichender Form vorhanden sind, wird er wieder abgebaut. Homocystein reichert sich jedoch bei Vitamin-B_{12}- und Folsäuremangel an. Mehr dazu in Tipp 12.

Herbizide und andere Giftstoffe: Personen, die in Garten und Haus Unkrautvernichtungsmittel oder Insektizide verwenden, haben laut einer britischen Studie ein erhöhtes Risiko, an Parkinson zu erkranken. Es verdoppelt sich im Vergleich zu Personen, die auf diese Stoffe verzichten. Inhaltsstoffe der Insektensprays und Unkrautvernichtungsmittel wirken, weil sie Proteinstrukturen der Insekten oder

Pflanzen verändern. Kommt der Mensch mit diesen Mitteln in Kontakt, werden auch seine Proteine angegriffen. Das kann zur Entstehung von Parkinson beitragen.

Sport: Sport wirkt sowohl vorbeugend als auch heilend. Frau Dr. Mareike Schwed, Beirätin einer Stiftung für Parkinsonforschung, stellte in ihren Untersuchungen fest, dass sich Tremor und Rigor durch gezieltes körperliches Training um 30 Prozent reduzieren lassen. Tremor ist das Zittern, besonders der Hände, Rigor die Muskelstarre. Intensives Training führt zu deutlich besseren Effekten als vorsichtiges. Während des Sports bilden die Muskelzellen den Wachstumsfaktor BDNF (brain-derived neurotrophic factor). Der stimuliert das Ausreifen neuer Nervenzellen sowie ihre Verknüpfung untereinander. Deshalb bewirkt körperliche Aktivität Neuroproduktion. Das Gegenteil von Neurodegeneration.[40]

PRAXISTIPP !

Parkinsonsymptome minimieren

- Leben Sie No Carb zur Reduzierung von Entzündungsreaktionen.
- Lassen Sie Vitamine, Aminosäuren, Mineralstoffe und Fettsäuren in Ihrem Blut untersuchen und füllen Sie Lücken auf.
- Kümmern Sie sich vor allem um Ihre Glutathionsynthese. Siehe Tipp 50.
- Heilen Sie Ihr Mikrobiom, indem Sie viel Gemüse essen.
- Bauen Sie Stress ab, indem Sie Ihr Denken verändern. Siehe Tipps 60 bis 67.
- Treiben Sie Sport. Mehrmals pro Woche sollten Sie sich sportlich richtig anstrengen.

TIPP 28

Schlaganfall

Der Großteil der Schlaganfälle entsteht durch Minderdurchblutung. Die Nervenzellen erhalten weder ausreichend Sauerstoff noch Nährstoffe und sterben ab. Je länger die Minderdurchblutung anhält, desto mehr Gehirnzellen gehen unter. In schweren Fällen führt ein Schlaganfall zum Tod. Oft bleiben Schäden wie Lähmungen, Sprach- oder Sehstörungen nach dem Schlaganfall bestehen. Grund der Minderdurchblutung ist meist ein Blutpfropf. Er kann sich im Herzen bei Herzrhythmusstörungen oder in einer verkalkten Arterie bilden. Der Pfropf gelangt über die Blutbahn ins Gehirn. An einer engen Stelle bleibt er hängen und blockiert den Blutfluss. Die dahinterliegenden Nervenzellen bekommen nicht mehr genügend Sauerstoff und sterben. Auch Arterienverkalkungen (Arteriosklerose) in den Blutgefäßen des Gehirns können den Blutfluss so weit vermindern, dass es zum Schlaganfall kommt. Herzrhythmusstörungen und Arteriosklerose sind hausgemacht – Schlaganfälle sind vermeidbar.

Arteriosklerose verhindern Sie vor allem mit konsequenter No-Carb-Ernährung. Denn Kohlenhydrate greifen die Gefäßwände an. An den entzündeten Arterienwänden lagert sich daraufhin Cholesterin ab und bildet gefährliches Plaque. Zusätzlich reagiert Blutzucker, der durch den Verzehr von Kohlenhydraten ansteigt, mit Cholesterin. Der Zucker oxidiert das Blutfett. Das führt zu weiteren Entzündungsreaktionen, denn das Immunsystem hält oxidiertes Cholesterin für einen Fremdstoff und greift es an. Die Gefäßwände werden weiter geschädigt.

Besonders anfällig für die Bildung von Arteriosklerose sind Personen mit erhöhtem Lipoprotein(a). Es handelt sich um einen der wenigen genetisch bedingten Faktoren. Doch auch dem sind Sie nicht machtlos ausgeliefert. Wenn Sie auf Kohlenhydrate verzichten und zusätzlich

Ihre Blutgefäße mit Vitamin C und der Aminosäure Lysin stärken, gibt es keinen Grund zur Sorge.

Blutpfropfen können durch Herzrhythmusstörungen entstehen, da das Blut im Herz an einer bestimmten Stelle nicht ausreichend bewegt wird. Doch Rhythmusstörungen sind vermeidbar. Damit das Herz gleichmäßig schlägt, ist Normalgewicht besonders wichtig. Weiterhin sind die Elektrolyte Magnesium und Kalium sowie Omega 3 für die Herzgesundheit essenziell. Alkohol und Stress hingegen setzen dem Herz zu und können es aus dem Takt bringen.

Ausführlichere Informationen zur Herzgesundheit, Arteriosklerose sowie Lipoprotein(a) finden Sie in meinem Buch *77 Tipps für ein gesundes Herz*, Heyne Verlag, 2019.

PRAXISTIPP !

Schlaganfall vermeiden

- Leben Sie No Carb und reduzieren Sie auf diese Weise die Gefahr der Arterienverkalkung.
- Zur Vermeidung von Herzrhythmusstörungen lassen Sie regelmäßig Ihre Mineralstoffversorgung sowie Ihren Omega-3-Index testen und füllen Sie Nährstofflücken auf.
- Verzichten Sie auf Alkohol.
- Lassen Sie Ihr Lipoprotein(a) untersuchen. Sollte es erhöht sein, nehmen Sie täglich 3 g Lysin sowie 3-10 g Vitamin C. In hohen Dosen wirkt Vitamin C abführend. Testen Sie, wie viel Sie vertragen.

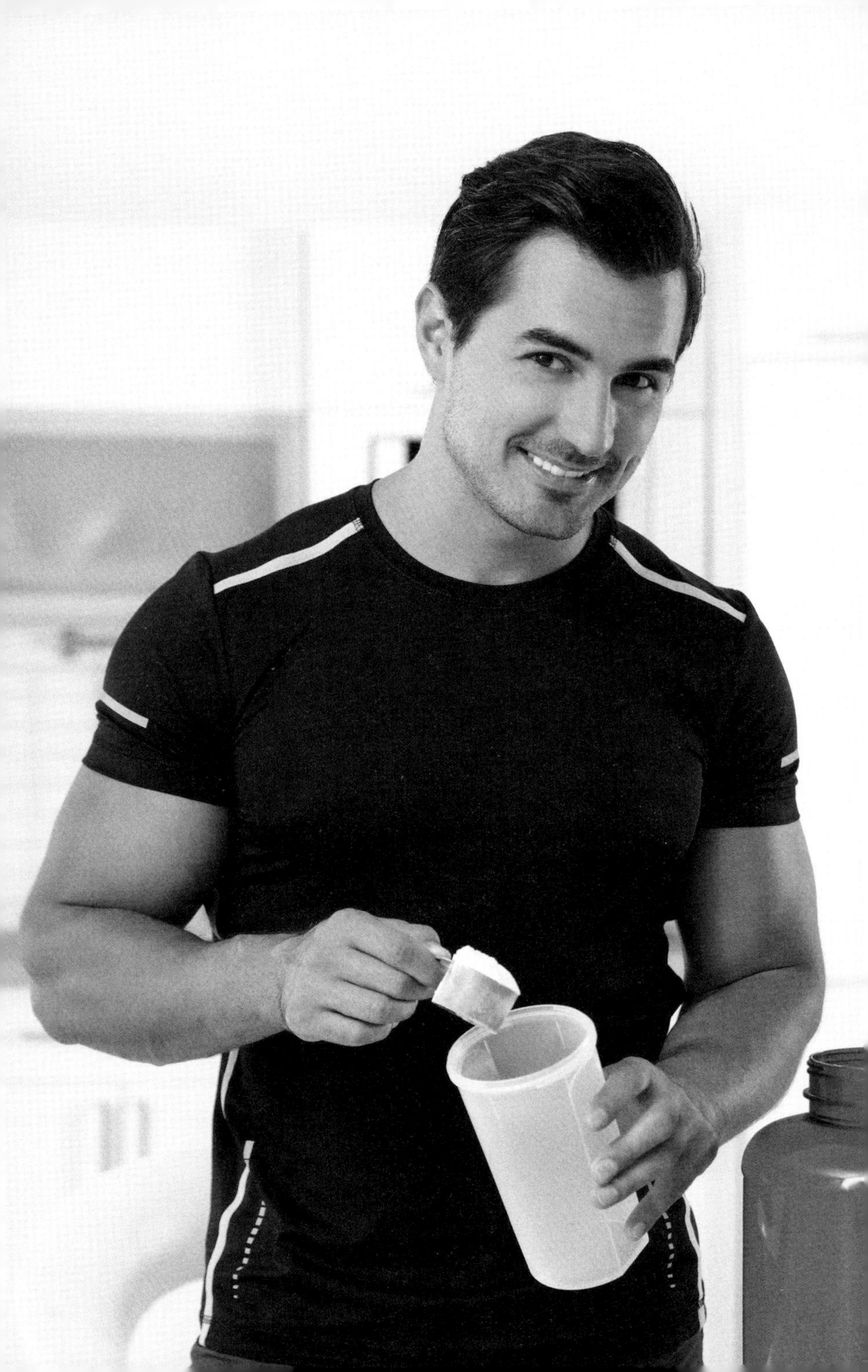

Nährstoffe fürs Gehirn

Ihr Gehirn besteht größtenteils aus Fett, vor allem aus Omega 3. Kommt viel in Fischen vor. Essen Sie Fisch oder nehmen Sie Omega 3? Denn das brauchen Sie unbedingt für ein gesundes Gehirn! Ihr Gehirn benötigt aber auch Proteine, um Glücks- und Antriebshormone herzustellen. Fleisch, Eier und Proteinshakes machen daher glücklich und resistent gegen Stress. Essen Sie Fleisch? Damit alles reibungslos funktioniert, sind zusätzlich Vitamine nötig, vor allem Vitamin D. Ausgerechnet an diesem Vitamin mangelt es den meisten, weil bei uns im Winter die Sonne zu wenig scheint und wir mehr Zeit drinnen als draußen verbringen.

TIPP 29

B-Vitamine für die schnelle Leitung

Das Gehirn macht nur zwei Prozent des Körpergewichts aus, aber in ihm werden zwanzig Prozent der gesamten Energie hergestellt. Denn die Nervenzellen brauchen diese Energiemengen, damit sie einwandfrei funktionieren. Für die Energieherstellung sind B-Vitamine essenziell. Fehlen sie, nehmen Nervenzellen Schaden, das Risiko von neurodegenerativen Erkrankungen steigt. B-Vitamine sind auch für die Synthese von Neurotransmittern nötig. Bei Mangel geraten die Botenstoffe aus der Balance, das kann zu psychischen Problemen führen.

Umso erschreckender ist daher der weit verbreitete Mangel an B-Vitaminen. Natürlicherweise kommen B-Vitamine in tierischen Produkten, Pilzen, Samen und Kernen vor sowie in geringeren Mengen in pflanzlichen Lebensmitteln. Vitamin B_{12} kommt ausschließlich in Nahrungsmitteln tierischen Ursprungs vor. In Wien untersuchte die Wissenschaftlerin Dorota Majchrzak und ihr Team die Versorgung mit B-Vitaminen von Veganern, Vegetariern und Allesessern. An Folsäure mangelte es 18 Prozent der Allesesser und 10 Prozent der Vegetarier. Riboflavin (Vitamin B_2) hatten 10 Prozent der Allesesser und 30 Prozent der Vegetarier und Veganer zu wenig. Ein Drittel aller Untersuchten zeigte einen Vitamin-B_6-Mangel.[41] Ab wann Vitamin-B_{12}-Mangel herrscht, wird in der Wissenschaft derzeit diskutiert. Symptome eines Mangels können selbst bei Werten von 500 bis 600 pg/ml auftreten. Dieser Wert gilt jedoch häufig als gesund. Da der Grenzwert nicht eindeutig geklärt ist, variieren die Angaben zur Häufigkeit von Vitamin-B_{12}-Mangel von Studie zu Studie. Eine Studie der renommierten Tufts University in Boston stellte bei 39 Prozent der Probanden Vitamin-B_{12}-Mangel fest. Sie nahmen 350 pg/ml als Grenzwert.[42] Nach 25-jähriger Erfahrung weiß ich, dass der Homocysteinwert oft erst bei einem Blutwert von 2000 pg/ml sinkt. Bei diesem Wert heilen auch Nervenentzündungen. Ich gehe daher davon aus, dass Vitamin-B_{12}-Mangel wesentlich stärker verbreitet ist als in vielen Studien angenommen. Ältere Menschen haben fast nie genug des wichtigen Vitamins. Auch Medikamente wie Magensäureblocker oder Metformin, was bei Diabetes Typ II häufig verschrieben wird, vermindern die Aufnahme der Vitamine. B-Vitamine arbeiten eng zusammen. Für die Gesundheit ist die Versorgung mit allen B-Vitaminen essenziell.

Thiamin (Vitamin B_1): Das Vitamin spielt eine wichtige Rolle im Fettsäurestoffwechsel. Aus Fettsäuren entstehen Ketonkörper. Diese nutzt das Gehirn zur Herstellung von Energie, wenn es keine Kohlenhydrate erhält. Das ist der gewünschte Zustand. Damit Low Carb funktioniert, brauchen Sie daher ausreichend Vitamin B_1. Weiterhin ist das Vitamin indirekt an der Synthese von Neurotransmittern beteiligt.

Riboflavin (Vitamin B_2): Dieses Vitamin ist der limitierende Faktor für die meisten enzymatischen Abläufe im Gehirn. Einerseits weil es die Vitamine Niacin, Folsäure und Vitamin B_6 recycelt und damit ihre Verfügbarkeit steigert. Andererseits, weil Riboflavin an der Synthese von Hämoglobin beteiligt ist. Sauerstoff wird mithilfe dieses Stoffes transportiert. Fehlt den Gehirnzellen Sauerstoff, reduzieren sie alle ihre Aktivitäten. Zusätzlich ist Riboflavin in den Eisentransport involviert und reguliert die Verwendung dieses wichtigen Stoffes. Viele Abläufe in den Nervenzellen sind auf eine gute Versorgung mit Eisen angewiesen, die nur funktioniert, wenn ausreichend Riboflavin vorhanden ist. Das Vitamin wirkt zudem antioxidativ und ist Teil des Glutathionstoffwechsels. Bei einer gesunden Versorgung mit Riboflavin entsteht mehr Glutathion, eines der stärksten Antioxidantien fürs Gehirn.

Niacin (Vitamin B_3): Das Vitamin wirkt antioxidativ und reduziert somit Entzündungsreaktionen. Zusätzlich ist es an der Übermittlung von elektrischen Signalen der Nervenzellen beteiligt. Niacin beeinflusst viele Vorgänge, die in den Gehirnzellen ablaufen. Dazu zählen die Herstellung von Energie und die Reparatur der DNA. Sie ist unerlässlich für die Gesundheit von Gehirnzellen. Parkinsonpatienten haben häufig sehr niedrige Niacinspiegel, was spezifische Veränderungen im Gehirn hervorruft. Niedrige Niacinspiegel können zudem zu Schlafproblemen führen. 250 mg Niacin täglich eingenommen verbessern den Schlaf vieler.

Pantothensäure (Vitamin B_5): Dieses Vitamin ist an dem Bau neuer Gehirnzellen sowie der Aufrechterhaltung gesunder Abläufe in den Zellen beteiligt. Jedoch nicht immer direkt, es leistet Vorarbeit. Es trägt zur Bildung von Aminosäuren und Fettsäuren wie auch Cholesterin bei. Stoffe, die die Nervenzellen brauchen. Zudem ist Pantothensäure an der Synthese vieler Neurotransmitter und Hormone beteiligt.

Vitamin B_6: Das Vitamin aktiviert Folsäure und beeinflusst die Herstellung mehrerer Neurotransmitter. Es ist der limitierende Faktor für die Synthese von GABA, Dopamin, Serotonin, Noradrenalin und des Schlafhormons Melatonin. Fehlt es an Vitamin B_6, fehlt es an allen dieser wichtigen Stoffe für ein glückliches und ausgeglichenes Leben. Es kann zu Schlafproblemen, Verhaltensauffälligkeiten sowie hormonellen Problemen kommen. Vitamin B_6 reguliert zudem das Immunsystem und die Genaktivität. Außerdem ist das Vitamin einer der Stoffe, die den Glukosehaushalt im Gehirn regulieren.

Biotin (Vitamin B_7): Das Vitamin sorgt für optimale Glukosespiegel im Gehirn, denn erhöhte Blutzuckerspiegel sind schädlich. Durch die bei uns als normal geltende kohlenhydratreiche Ernährung wird das System jedoch überstrapaziert. Das Gehirn benötigt dann besonders viel Biotin, um den Blutzucker zu kontrollieren. Mit No Carb erholt sich das System und der Biotinbedarf sinkt.

Folsäure (Vitamin B_9) und Vitamin B_{12} (Cobalamin): Diese beiden Vitamine arbeiten untrennbar miteinander. Vitamin-B_{12}-Mangel führt zu funktionalem Folsäuremangel. Folsäure liegt dann in unbrauchbarer Form vor. Um das Molekül für den Körper wieder nutzbar zu machen, wird Vitamin B_{12} für eine Umbaumaßnahme benötigt. Folsäure- und Vitamin-B_{12}-Mangel schädigen die DNA, auch in den Gehirnzellen. Auch die Myelinschicht, die isolierende Fettschicht der Nervenzellen, wird bei Vitamin-B_{12}-Mangel angegriffen. Die Weiterleitung von Nervenimpulsen ist daraufhin gestört. Weiterhin sterben bei Folsäuremangel Nervenzellen ab, insbesondere im Hippocampus. Der Mangel wirkt sich zudem negativ auf die Synthese der Neurotransmitter Serotonin, Melatonin, Dopamin, Noradrenalin und Adrenalin aus.

Das Gehirn braucht besonders viele B-Vitamine. Die Konzentration der aktiven Form der Folsäure ist beispielsweise im Gehirn viermal höher als im Blutkreislauf. Die Konzentration von Biotin und Pantothensäure ist bis zu 50-mal höher. Für die optimale Gehirngesundheit sind alle B-Vitamine wichtig. Mängel zeigen sich in Form von Depressionen, Gedächtnisstörungen, Demenz, Nervosität, Schlaflosigkeit, Schwindel, Kurzatmigkeit, Muskelkrämpfen, Krämpfen in den Blutgefäßen (kalte Hände), Krämpfen in Magen, Darm und Blase oder sexueller Unlust. Ein Drittel jener, die mit psychischen Problemen stationär behandelt werden, sind unzureichend mit B-Vitaminen versorgt.[43]

PRAXISTIPP !

Lassen Sie Ihre B-Vitamine testen

Ein Mangel an Vitamin B_1, Niacin, Pantothensäure und Biotin ist selten. An den restlichen B-Vitaminen mangelt es jedoch häufig. Die folgenden Empfehlungen zur Einnahme stimmen mit jenen der European Food Safety Authority (EFSA), der Europäischen Behörde für Lebensmittelsicherheit, überein[44].

- Riboflavin (Vitamin B_2): Empfohlener Blutwert: 85–240 µg/l. Tagesdosis bei Mangel: 1–4 mg.
- Vitamin B_6: Empfohlener Blutwert: über 42 pmol/l. Tagesdosis bei Mangel: bis zu 25 mg. Lassen Sie jährlich Ihren Vitamin-B_6-Spiegel kontrollieren.
- Folsäure (Vitamin B_9): Empfohlener Blutwert: 15–25 µg/l. Tagesdosis bei Mangel: 400–800 µg. Lassen Sie jährlich Ihren Folsäurespiegel kontrollieren.
- Vitamin B_{12} (Cobalamine): Empfohlener Blutwert: 1000–2000 pg/ml. Tagesdosis bei Mangel: bis zu 1000 µg. Lassen Sie jährlich Ihren Vitamin-B_{12}-Spiegel kontrollieren.

TIPP 30

Alpha-Liponsäure gegen freie Radikale

AGEs sind typisch für Alzheimer. Sie entstehen, wenn Proteine unkontrolliert mit Zucker reagieren. Auf Zucker können Sie verzichten, auf Proteine nicht, denn Zellmembranen, Enzyme und Botenstoffe bestehen aus Proteinen. Proteine sind immer im Gehirn vorhanden. Zucker in geringen Mengen ebenfalls, denn der Körper stellt ihn selbst her. Damit es zu keinen AGE-Ablagerungen kommt, brauchen Sie daher ein starkes Antioxidans: Alpha-Liponsäure. Sie unterbindet die Bildung von AGEs und baut sogar vorhandene Ablagerungen ab.

Unter den Antioxidantien besitzt Alpha-Liponsäure das breiteste Wirkungsspektrum. Sie verstärkt zudem die Wirkung anderer Antioxidantien wie Vitamin C und E, dem Coenzym Q_{10} und Glutathion. Die Wirkung von Alpha-Liponsäure wird wiederum durch die Vorstufe des Vitamins B_1 (Benfotiamin) verstärkt.

Alpha-Liponsäure ist ein Alleskönner: Sie beugt Alzheimer vor, reduziert die Schubhäufigkeit bei Multipler Sklerose und hilft gegen Makuladegeneration. Sie mindert Nervenschäden, die bei alkoholischer oder diabetischer Neuropathie auftreten. Nervenschäden durch Alkohol treten häufiger auf, als Sie wahrscheinlich erwarten! Typisches Kribbeln, Stechen und Zucken nehmen ab sowie Krämpfe. Ebenso lassen Taubheits- und Schwellungsgefühle nach. Der Bewegungsablauf verbessert sich und Muskeln haben wieder mehr Kraft.

Bislang gibt es keine offizielle Zufuhrempfehlung zur Einnahme für Alpha-Liponsäure. Im Allgemeinen werden 2 x 600 mg oder bis zu 1800 mg täglich empfohlen. Mancher Magen ist damit jedoch überfordert. Bei mir persönlich verursacht Alpha-Liponsäure Sodbrennen. Das kenne ich sonst nicht. Wenn ich Alpha-Liponsäure jedoch zum Essen einnehme, vertrage ich sie gut.

TIPP **31**

Mehr Dopamin – mehr Antrieb

Dopamin ist neben Serotonin einer der wichtigsten Neurotransmitter für das Wohlbefinden. Es ist vor allem für Motivation und Tatendrang zuständig. Fehlt der Botenstoff, treten Depressionen und Sucht häufiger auf. Auf natürlichem Weg können Sie Ihre Dopaminsynthese steigern. Sie werden es spüren. Ihr Leben wird Ihnen mehr Spaß machen!

Verzicht auf süchtig machende Substanzen: Alkohol, andere Drogen und Kohlenhydrate erhöhen die Dopaminkonzentration im Gehirn. Daher ist die Gefahr, diese Substanzen zu konsumieren, bei niedrigem Dopaminspiegel besonders hoch. Auf Dauer funktioniert der Dopaminkick durch diese Stoffe jedoch nicht. Die am stärksten wirksamen Drogen erhöhen die Dopaminkonzentration am meisten. Das ist einer der Gründe, warum sie süchtig machen. Aber auch Zucker und andere Kohlenhydrate lassen den Dopaminspiegel ansteigen, und auch sie machen süchtig. Bei jedem Dopaminrausch nimmt die Anzahl an Dopaminrezeptoren ab. Die Zellen reagieren daraufhin auf den Neurotransmitter immer weniger. Damit es zum gleichen Dopaminrausch kommt, müssen mehr süchtig machende Substanzen konsumiert werden. Das Verlangen nach Zucker, Alkohol oder anderen Drogen steigt.

Ernährung: Ihre Ernährung entscheidet darüber, wie viel Dopamin Ihre Nervenzellen herstellen können. Genauer: die Menge an Proteinen, also an hochwertigem Fleisch, Eiern, Fisch, Milchprodukten und Proteinshakes. Neben den Proteinen brauchen Sie jedoch auch jene Stoffe, die für die Umbaumaßnahmen hin zum Dopamin nötig sind. Im Magen werden die Nahrungseiweiße zerkleinert. Dies funktioniert nur, wenn die Magensäure die richtige Säurekonzentration aufweist. Zusätzlich werden Zink, Vitamin B_1 und B_6 für diesen Schritt benötigt. Durch die Zerkleinerung liegt die essenzielle Aminosäure Phenylalanin als eigenständiges Molekül vor. Sie gelangt vom Darm in den Blutkreislauf und daraufhin in die Körperzellen. Phenylalanin wird dann in die Aminosäure Tyrosin umgebaut. Für diesen Umbauschritt werden die Co-Faktoren Folsäure, Magnesium, Mangan, Eisen, Kupfer, Zink und Vitamin C gebraucht. In zwei weiteren Schritten wird aus Tyrosin zunächst DOPA und dann Dopamin. Für diese beiden Umbaumaßnahmen wird zusätzlich Vitamin B_6 benötigt.

Wenn die Magensäure zu niedrig ist, ich denke da an die oft verschriebenen Säureblocker, können Nahrungsproteine nicht mehr richtig aufgespalten werden und die Konzentrationen an Phenylalanin und Tyrosin sinkt. Das Gleiche kann auch durch einen Leaky Gut passieren. Neben dem Mangel an den beiden Aminosäuren entscheidet die Versorgung mit den Co-Faktoren darüber, ob Sie genügend Dopamin bilden können oder nicht. Der Großteil von Ihnen wird damit Schwierigkeiten haben. Leiden doch 58 Prozent der Frauen an Eisenmangel. Männer weniger häufig, betroffen sind vor allem Sportler und ältere Menschen. Zwei von drei haben zudem zu wenig Folsäure, Männer wie Frauen. Bei Eisen- und Folsäuremangel sinkt die Dopaminproduktion. Zusätzlich reduzierend wirken Kohlenhydrate. Sie lassen den Dopaminspiegel zwar zunächst ansteigen, beschleunigen dann aber seinen Abbau.

Normalgewicht halten: Zellen des Fettgewebes stellen unentwegt das Hormon Leptin her. Es blockiert Dopamin, der Antrieb geht flöten. Der Antrieb zum Laufen. Bei Normalgewicht entsteht nur sehr wenig Leptin. Vorhandenes Dopamin entfaltet seine Wirkung voll und ganz. Das heißt Tatendrang und Lebensfreude.

Stress ausmustern: Im weiteren Stoffwechsel bildet sich aus Dopamin zunächst Noradrenalin und dann Adrenalin. Stresshormone. Je mehr Noradrenalin und Adrenalin entstehen, umso weniger Dopamin bleibt übrig. Die Bildung von Noradrenalin und Adrenalin reduzieren Sie durch Gelassenheit. Sollten Sie dem Stress kurze Zeit nicht entkommen können, nehmen Sie besonders viel Protein und die benötigten Mineralstoffe und Vitamine auf. Somit kann der Körper vermehrt neues Dopamin bilden.

Gedächtnistraining: Die Dichte der Dopaminrezeptoren erhöhen Sie mit kognitivem Training, mit geistiger Anstrengung!

••• SELBST-CHECK •••

Habe ich genügend Dopamin?

	j	n
Ich leide an einer Sucht (Magersucht, Zucker- oder Weißmehlsucht, Alkohol, Nikotin, Schmerzmittel, andere Drogen).	j	n
Ich habe Konzentrationsschwierigkeiten.	j	n
Meine sexuelle Lust ist vermindert.	j	n
Ich habe Schwierigkeiten, Projekte und Aufgaben zu Ende zu bringen.	j	n
Ich habe selbstzerstörerische Gedanken.	j	n
Ich handele selbstzerstörerisch.	j	n
Ich habe Schwierigkeiten, mit stressigen Situationen umzugehen.	j	n
Ich handele häufig impulsiv. Es ist mir währenddessen nicht möglich, die Konsequenzen meiner Handlung zu berücksichtigen.	j	n
Ich bin anhaltend müde.	j	n
Ich schlafe viel und habe Probleme aufzuwachen.	j	n

Je häufiger Sie mit Ja geantwortet haben, umso wahrscheinlicher ist ein Dopaminmangel.[45] Ein Mangel lässt sich labordiagnostisch nicht leicht erfassen. Daher sollten Sie, wenn Sie einen Mangel für wahrscheinlich halten, Ihren Lebensstil ändern, wie im Text beschrieben.

TIPP **32**

Mit Eisen zum guten Gedächtnis

Eisen ist einer der wichtigsten Stoffe für die Entwicklung eines gesunden Gehirns. Im Erwachsenenalter ist Eisen für schnelles Denken und gutes Behalten essenziell. Tragischerweise ist Eisenmangel weit verbreitet. Weltweit sind fast 3 Milliarden Menschen betroffen, auch in den westlichen Nationen. 30 bis 50 Prozent der Schwangeren verfügen nicht über ausreichend Eisen. Mit erheblichen Folgen, denn Eisenmangel reduziert die Intelligenz. Im Alter kann der Mangel an Eisen zu demenzähnlichen Gedächtnisstörungen führen.

Babys leiden meist an Eisenmangel, wenn ihre Mütter nicht ausreichend versorgt sind und sie gestillt werden. Babygehirne sind jedoch besonders auf Eisen angewiesen, da der Mineralstoff für die Entwicklung der Nervenzellen wesentlich ist. Bei Mangel vernetzen sich die Zellen untereinander unzureichend. Besonders im Hippocampus. Die Fortsätze der Nervenzellen zeigen zudem unzureichende Myelinschichten. Das sind die isolierenden Fettschichten, die das Axon, den langen Arm der Nervenzellen, umkleiden. Betroffene Babys haben Schwierigkeiten, Sinneseindrücke zu verarbeitet, sowie beim Erlernen neuer Fähigkeiten. Weiterhin ist die Synthese der Neurotransmitter gestört. Dies kommt nicht nur bei Babys, sondern auch bei Kindern und Jugendlichen mit Eisenmangel vor. Das kann zu Verhaltensauffälligkeiten oder geringeren schulischen Leistungen führen.[46]

Eisenmangel verringert selbst im Erwachsenenalter die Konzentration sowie die Lernfähigkeit und verändert das Verhalten. Eine Wissenschaftlerin aus Pennsylvania, USA, untersuchte mehr als 150 Frauen im Alter von 18 bis 35 Jahren. Neben ihren Eisenwerten wurden ihre kognitiven Fähigkeiten mit etablierten Tests bewertet. 42 Frauen hatten keinen Eisenmangel. Sie absolvierten den Test am besten und schnellsten. Frauen mit Eisenmangelanämie schnitten in dem Test am schlechtesten ab. Davon waren 34 Frauen betroffen. 73 Versuchsteilnehmerinnen litten zwar an Eisenmangel, aber er wurde noch nicht als Anämie bewertet. Ihre kognitiven Fähigkeiten lagen im Durchschnitt zwischen jenen mit guten Eisenwerten und jenen mit Anämie. Die Frauen, die einen Eisenmangel hatten, wurden daraufhin 16 Wochen lang mit Eisenpräparaten behandelt. Danach wurden ihre kognitiven Fähigkeiten erneut getestet. Sie schnitten fünf- bis siebenmal besser ab als im ersten Test. Die Verbesserung korrelierte stark mit dem angestiegenen Hämoglobinwert.[47] Hämoglobin enthält als zentrales Atom Eisen und ist für den Transport von Sauerstoff zuständig. Wenn die Zellen mehr Sauerstoff erhalten, verbessern sich Denk- und Erinnerungsvermögen.

Eisenmangel tritt häufig auch bei älteren Menschen auf, da die Aufnahme aus dem Darm nachlässt. Damit das Gehirn auch im Alter fit bleibt, ist die regelmäßige Kontrolle der Eisenwerte unumgänglich. Bei Mangel auffüllen! Die meisten Senioren werden zusätzliche Eisenpräparate einnehmen müssen, um ihren Eisenspiegel auf gesundem Niveau zu halten. Der Ferritinwert ist das beste Maß zur Überprüfung des Eisenwertes. Ferritin besteht aus Eiweiß und Eisen, der Körper speichert Eisen in dieser Form.

• • • SELBST-CHECK • • •

Leide ich an Eisenmangel?

Meine Haut ist blass und fahl.	j	n
Ich bin häufig müde.	j	n
Ich habe Selbstzweifel.	j	n
Ich leide an Depressionen.	j	n

Ich bin vergesslich.	j	n
Meine Fingernägel sind brüchig.	j	n
Ich leide an Haarausfall.	j	n
Ich bin kurzatmig.	j	n
Mir ist häufig schwindelig.	j	n
Ich habe oft Kopfschmerzen.	j	n
Ich leide an Nervosität.	j	n
Ich bin ängstlich.	j	n
Häufig habe ich keinen Appetit.	j	n
Ich bin sehr kälteempfindlich.	j	n
Meine Haut ist trocken.	j	n
Ich habe Schluckbeschwerden.	j	n
Ich leide an Sodbrennen.	j	n
Ich bin häufig erkältet.	j	n
Meine Lippen sind rissig.	j	n

Je häufiger Sie mit Ja geantwortet haben, umso wahrscheinlicher haben Sie einen Eisenmangel.

TIPP 33

Fasten macht Nervenzellen fit

Menschen in der westlichen Welt essen zu viel und zu häufig. Oft werden drei Mahlzeiten am Tag als normal angesehen. Dabei ist der menschliche Körper optimal auf Zeiten ohne Essen eingestellt. Er braucht sie sogar, um sich zu regenerieren. Im Gehirn führt Fasten zu einem Energiekick. Zusätzlich entstehen neue Nervenzellen.

Intermittierendes Fasten wird derzeit von der Wissenschaft intensiv untersucht. Nach den neusten Erkenntnissen bringt der tägliche Verzicht auf eine Mahlzeit etliche gesundheitliche Vorteile. Viele, die intermittierend fasten, verzichten aufs Frühstück, einige aufs Abendessen. Die beiden verbleibenden Mahlzeiten sollten in einem Zeitfenster von acht Stunden eingenommen werden. Beispielsweise zwischen 11:00 und 19:00 Uhr. Noch besser ist es, wenn das Zeitfenster nur sechs Stunden oder noch weniger beträgt.

Versuche mit Mäusen, die aufgrund einer genetischen Veränderung früh an Alzheimer erkranken, zeigten positive Effekte bei reduzierten Nahrungsmengen. Die Tiere blieben gesund, wenn die Kalorienmenge um 40 Prozent herabgesetzt wurde. Obwohl sie Alzheimergene hatten! Sie blieben ebenfalls gesund, wenn sie intermittierend fasten mussten. Fasten stellte sich als das effektivere Mittel zur Alzheimerprävention heraus.

Von dem Verzicht auf Nahrung profitieren auch die Mitochondrien. Sie schalten ihre Energieherstellung um. Anstelle von Kohlenhydraten werden Fettsäuren verwendet. Dabei entstehen weniger freie Radikale. Die Mitochondrien bleiben gesund. Langfristig stellen sie bei reduzierten Nahrungsmengen mehr Energie her, da sie nicht mehr überlastet sind. Viele neurodegenerative Krankheiten gehen mit Dysfunktionen der Mitochondrien einher. Intermittierendes Fasten wirkt dem entgegen. Es heilt Mitochondrien und Gehirn.

Zusätzlich bilden sich während des Fastens vermehrt Enzyme mit antioxidativer Wirkung. Es entstehen somit nicht nur weniger freie Radikale, sondern die freien Radikale, die sich auch während der Fastenzeiten natürlicherweise bilden, werden in größerem Umfang entschärft. Oxidativer Stress nimmt somit auf zwei Wegen ab. Daraufhin reduzieren sich Entzündungsreaktionen.

Während der Zeiten ohne Nahrung entstehen vermehrt Wachstumsfaktoren. Sie regen die Bildung neuer Nervenzellen an. Daher wirkt intermittierendes Fasten neurodegenerativen Erkrankungen wie Alzheimer entgegen. Nervenzellen wachsen nach. Wissenschaftler nehmen zudem an, dass die Entstehung neuer Nervenzellen präventiv gegen Schlaganfälle wirkt.[48]

Der Verzicht auf eine Mahlzeit ist somit gar kein Verzicht, sondern ein Gewinn. Sie gewinnen Energie, obwohl Sie weniger essen. Die bessere Energieversorgung schützt Ihr Hirn vor Krankheiten. Ist das nicht wunderbar? Sie gewinnen Antioxidantien, chronische Entzündungsreaktionen nehmen ab. Und Sie gewinnen neue Nervenzellen. Damit denken Sie schneller und vergessen nichts Wichtiges.

PRAXISTIPP!

Verzichten Sie auf Mahlzeiten

- Essen Sie nur zweimal täglich innerhalb eines Zeitfensters von acht Stunden oder weniger. Welche Mahlzeit Sie weglassen, entscheiden Sie hinsichtlich Ihres Tagesablaufes und Ihres Körpergefühls.
- Essen Sie erst, wenn Sie wirklichen Hunger verspüren.

TIPP 34

Gut schlafen mit GABA und Co

Schlaf ist für die Gehirngesundheit unabdingbar. Schlafdefizit reduziert die Fähigkeit, Probleme zu lösen, die Aufmerksamkeit sinkt, es kommt zu Erinnerungslücken sowie weiteren kognitiven Problemen. Während des Schlafs werden Gehirnzellen repariert sowie Giftstoffe und Abbauprodukte aus dem Gehirn gespült. Bei Schlafstörungen helfen häufig Aminosäuren oder GABA. Denn der Neurotransmitter GABA wirkt beruhigend. Einige Aminosäuren reduzieren direkt die Aktivität der Nervenzellen, aus anderen entstehen Neurotransmitter, die wiederum den Schlaf fördern.

GABA (Gamma-Aminobuttersäure): GABA wirkt beruhigend und fördert dadurch den Schlaf. Der Körper stellt GABA selbst her, wenn er über genügend Nährstoffe zur Herstellung des Stoffes verfügt. GABA entsteht aus Glutaminsäure. Für den Umbau ist Vitamin B_6 nötig. Mit GABA schlafen Sie schnell ein, schlafen durch und Tiefschlafphasen verbessern sich. Die sind für die Regeneration des Gehirns besonders wichtig. Sie können GABA als Nahrungsergänzungsmittel direkt einnehmen.

Glutamin: Die Aminosäure Glutamin hilft gegen Schlafstörungen, da sie die Stimmung hebt. Und mit positiven Gefühlen schläft man besser ein. Grübelei und Angst halten hingegen wach. Zusätzlich steuert Glutamin Nervenzellen, die Dopamin produzieren. Niedrige Dopaminspiegel können ebenfalls zu Schlafproblemen führen. Der Körper kann Glutamin selbst herstellen, und zwar aus Glutaminsäure, aus der auch GABA hergestellt wird. Bei erhöhtem Stress reicht die körpereigene Produktion an Glutamin jedoch nicht aus. Sie können die Aminosäure als Nahrungsergänzungsmittel einnehmen.

Glycin: Glycin wirkt wie GABA beruhigend. Die Aminosäure hilft zu entspannen. Glycin wirkt besonders auf Zellen der Gehirnregion, die mit der inneren Uhr assoziiert ist. Somit fördert die Aminosäure einen gesunden Tag-Nacht-Rhythmus.

Wenn Sie schlecht schlafen, essen Sie viele Proteine in Form von Fleisch, Fisch, Milchprodukten und Hülsenfrüchten oder als Proteinshakes. Zusätzlich verbessern B-Vitamine den Schlaf. Ausführliche Informationen zum Thema Schlafen finden Sie in *Das Schlaf-gut-Buch*, Heyne Verlag, 2017.

● ● ● SELBST-CHECK ● ● ●

Verfüge ich über ausreichend GABA?

Ich bin häufig emotional angespannt.	j	n
Ich fühle mich schnell gestresst.	j	n
Mein Körper ist steif.	j	n
Mir mangelt es häufig an Energie.	j	n
Laute Geräusche oder viel Aktivität in meinem Umfeld stören mich.	j	n
Ich fühle mich ängstlicher oder gestresst, wenn ich eine Mahlzeit ausfallen lasse.	j	n
Ich konsumiere Zuckerhaltiges, Alkohol oder Drogen, um zu entspannen.	j	n

Je häufiger Sie mit Ja geantwortet haben, umso wahrscheinlicher haben Sie zu wenig GABA.[49]

TIPP **35**

Heilende Proteine

Depressionen, Autismus, Migräne, Alzheimer, Parkinson etc. – chronische Erkrankungen des Gehirns gehen mit Entzündungsreaktionen einher. Das Immunsystem ist nicht intakt. Ein gesundes Immunsystem besteht zum Großteil aus Proteinen. Daher heilen Proteine. Sie bringen das Immunsystem zurück in seine natürliche Balance. Proteine zählen zu den wichtigsten Nährstoffen überhaupt.

Bestimmte weiße Blutkörperchen (Granulozyten) sind von einer Schicht aus Proteinen überzogen. Mithilfe der Proteinschicht unterscheiden die Immunzellen zwischen körpereigenen Strukturen und Fremdstoffen. Die Zellen leben kurz, zwischen einem und sieben Tagen. Sie werden ständig neu gebildet, wozu viel Protein nötig ist. Neben den Granulozyten bestehen viele Botenstoffe des Immunsystems aus Proteinen. Zu den Botenstoffen zählen Zytokine sowie Immunglobuline (z. B. IgG, IgA, IgE, IgM). Bei den Zytokinen wird zwischen entzündungshemmenden und entzündungsfördernden unterschieden. Wenn keine Entzündungsreaktionen vorliegen, überwiegen die entzündungshemmenden. Immunglobuline werden auch Antikörper genannt. Sie spüren Bakterien, Viren oder Gifte auf und machen sie unschädlich. Bei Proteinmangel leidet das Immunsystem, es kommt zu chronischen Entzündungsreaktionen. Aus ihnen können sich Erkrankungen des Gehirns entwickeln.

Aus Proteinen werden zudem viele Neurotransmitter hergestellt, wie Serotonin, GABA oder Dopamin. Einige Aminosäuren wirken direkt als Botenstoffe. Daher erhöht Proteinmangel nicht nur die Gefahr von Entzündungsreaktionen, sondern bringt auch die Botenstoffe durcheinander. Das kann zu Depression, Burn-out, ADHS oder anderen Gehirnerkrankungen führen.

Proteine kommen vor allem in tierischen Produkten, wie Fleisch, Fisch, Eiern und Milchprodukten, vor. Sie bestehen aus vielen verschiedenen Aminosäuren. Neun der Aminosäuren sind essenziell, das heißt, der Körper kann sie selbst nicht herstellen. Die Aminosäure Arginin ist semiessenziell. Sie entsteht zwar im körpereigenen Stoffwechsel, doch nicht in ausreichender Menge. Daher muss sie täglich zusätzlich über die Nahrung aufgenommen werden. Tierisches Protein gilt als vollständige Proteinquelle. Fleisch, Fisch, Eier und Milchprodukte enthalten alle neun essenziellen Aminosäuren. Die meisten pflanzlichen Proteine sind unvollständig. Entweder fehlen ihnen einige der essenziellen Aminosäuren oder deren Mengen sind unzureichend.

In den USA gilt folgende Empfehlung zur täglichen Aufnahme essenzieller Aminosäuren.

Pro ein Kilogramm Körpergewicht:

- Histidin: 14 mg
- Isoleucin: 19 mg
- Leucin: 42 mg
- Lysin: 38 mg
- Methionin zusammen mit der nichtessenziellen Aminosäure Cystein: 19 mg
- Phenylalanin zusammen mit der nichtessenziellen Aminosäure Tyrosin: 33 mg
- Threonin: 20 mg
- Tryptophan: 5 mg
- Valine: 24 mg

Die Deutsche Gesellschaft für Ernährungswissenschaft (DGE) bietet online keine Zahlen hierzu.

Im Einzelnen sind die essenziellen Aminosäuren an folgenden Abläufen beteiligt:

Phenylalanin: Aus dieser Aminosäure werden unter anderem die Neurotransmitter Dopamin, Adrenalin und Noradrenalin gebaut. Weiterhin ist die Aminosäure essenziell für das Immunsystem.

Valin: Valin ist in die Produktion der Energiemoleküle involviert. Energie brauchen sowohl die Gehirnzellen als auch das Immunsystem.

Threonin: Diese Aminosäure ist für das Immunsystem besonders wichtig.

Tryptophan: Aus dieser Aminosäure entsteht das Glückshormon Serotonin und das Schlafhormon. Weiterhin ist es daran beteiligt, den Stickstoffhaushalt in Balance zu halten. Stickstoff wird unter anderem für das Immunsystem gebraucht.

Methionin: Ist für die körpereigene Entgiftung wichtig. Methionin arbeitet somit dem Immunsystem zu, indem es giftige Substanzen entsorgt. Das Immunsystem reagiert auf diese Stoffe dann nicht. Zudem fördert Methionin die Aufnahme von Zink und Selen. Die beiden Mineralstoffe sind für das Immunsystem essenziell. Methionin ist zudem an der Regulation der Genaktivität beteiligt.

Leucin: Diese Aminosäure wird für die Herstellung von Wachstumshormon benötigt. Je mehr Wachstumshormon vorhanden ist, desto mehr Immunzellen und andere Abwehrkörper entstehen. Leucin fördert auch die Wundheilung.

Isoleucin: Die Immunantwort ist auf eine ausreichende Versorgung mit Isoleucin angewiesen. Zusätzlich ist die Aminosäure an der Herstellung von Hämoglobin beteiligt. Mehr Hämoglobin bedeutet mehr Sauerstoff in den Zellen. Das steigert Stoffwechselabläufe, wodurch auch mehr Immunzellen heranreifen.

Lysin: Die Aminosäure ist essenziell für die Herstellung von Proteinen, Hormonen und Enzymen, auch für die des Immunsystems. Zusätzlich ist Lysin wichtig für die Energieproduktion, was sich auf die gesamte Gesundheit auswirkt.

Histidin: Aus dieser Aminosäure wird der Neurotransmitter Histamin gebildet. Histidin spielt zudem eine zentrale Rolle als Botenstoff des Immunsystems. Weiterhin ist es essenziell für die Myelinschicht, die Isolierschicht der Nervenzellen.

TIPP **36**

Fleisch und Fisch: Auf die Qualität kommt es an

Fleisch ist nicht gleich Fleisch und Fisch nicht gleich Fisch. Die Qualität hängt entscheidend davon ab, wie die Tiere gelebt haben. Welches Futter sie erhielten, ob sie sich artgerecht bewegen durften und ob sie mit Hormonen oder Medikamenten behandelt wurden. Qualitativ hochwertiges Fleisch fördert die Gesundheit, minderwertiges schadet ihr.

Rotes Fleisch, wie beispielsweise Rindfleisch, ist eines der gesündesten Lebensmittel. Vorausgesetzt die Kühe durften artgerecht leben. Artgerecht heißt viel Platz auf der Weide und zu fressen gibt es ausschließlich Gras, Blumen, Büsche und etwas Heu. Rindfleisch kann ebenso gesundheitsschädlich sein, wenn die Kühe gemästet werden. Wenn sie im Stall eingesperrt sind und mit kostengünstigem Mais, Soja oder Getreide gefüttert werden – mit Kohlenhydraten.

Je mehr Gras eine Kuh frisst, umso weniger entzündungsförderndes Omega 6 und umso mehr entzündungshemmendes Omega 3 ist im Fleisch enthalten. Idealerweise beträgt das Verhältnis von Omega 6 zu Omega 3 zwei zu eins. Dies ist zunächst ideal für die Gesundheit der Kuh. Sie ist damit resistenter gegenüber Krankheiten und wird nur selten oder gar keine Medikamente erhalten. Im Fleisch ist die Konzentration der wichtigen Omega-3-Fettsäuren EPA und DHA besonders hoch. Sie wirken entzündungshemmend. Rindfleisch mit einem hohen Anteil an EPA und DHA wirkt daher Entzündungsreaktionen entgegen, es wirkt heilend. Artgerecht gehalten werden Rinder meist nur in Biobetrieben oder beim Hobbybauern. Frei umherziehende Rehe, Hirsche und Damwild leben ebenfalls artgerecht. Ihr rotes Fleisch ist daher ebenso reich an Omega 3. Erhältlich ist es beim Wildhändler, Metzger oder in Bio-Supermärkten. Neben Omega 3 ist rotes Fleisch reich an Proteinen, Vitaminen und Mineralstoffen. Besonders nährstoffreich sind Innereien und Knochenmark.

Werden die Tiere jedoch nicht artgerecht gehalten und mit billigem Futter gemästet, verändert sich das Verhältnis von Omega-6- zu Omega-3-Fettsäuren. Es kann Werte von 25:1 annehmen! Omega-6-Fettsäuren in hoher Konzentration fördern Entzündungsreaktionen. Daher ist rotes Fleisch aus konventioneller Haltung gesundheitsschädlich.

Rotes Fleisch kann somit gesundheitsfördernd oder gesundheitsschädlich sein. Entscheidend ist die Qualität. Daher lege ich Studien über den Verzehr von rotem Fleisch und dem Auftreten von Krankheiten immer sofort zur Seite. Denn es wird meist lediglich untersucht, wie viel rotes Fleisch die Probanden essen und welche Krankheiten sie haben. Es wird nicht nachgefragt, was für rotes Fleisch sie essen. Ob es vom Bio- oder befreundeten Hobbybauern stammt, ob es sich um freilaufendes Wild handelt oder um Fleisch aus industrieller Massentierhaltung.

Hochseefische sind häufig mit Schwermetallen belastet, aufgrund dessen sollten Sie von diesen nicht zu viel verzehren. Fische aus Aquakulturen weisen andere Probleme auf. Da sie auf zu engem Raum gehalten werden, leiden sie häufig an Parasiten oder anderen Erkrankungen. Deshalb kommen in der Fischzucht viele Medikamente zum Einsatz, deren Rückstände im Fisch bleiben. Durch den Verzehr gelangen sie in den menschlichen Körper und führen zu gesundheitsschädlichen Reaktionen. In Bio-Aquakulturen ist der Einsatz von Hormonen, Antiparasitika und Medikamenten hingegen streng geregelt. Erzeugnisse dürfen nur ein Bio-Siegel tragen, wenn keine Rückstände dieser Stoffe nachweisbar sind.

TIPP 37

Nervenzellen brauchen Fettsäuren

Ihr Gehirn ist auf gute Fettsäuren angewiesen. Es braucht sie für den Aufbau der Zellmembranen der Nervenzellen. Zudem besteht die isolierende Schicht, die Myelinschicht, hauptsächlich aus Fettsäuren. Omega-3-Fettsäuren verstärken die Wirkung von Serotonin, machen also glücklich und beugen Depressionen vor. Fettsäuren leiten elektrische Impulse weiter und sind an der Aktivität der Synapsen beteiligt. Omega 3 macht intelligent.

Prof. J. Hibbeln vom NIH, der weltweit führenden medizinischen Forschungseinrichtung, hat die Omega-3-Fettsäure DHA im Blut Tausender Amerikaner im öffentlichen Dienst gemessen. Und findet einen Zusammenhang zwischen Omega 3 und Selbsttötung. Je tiefer der DHA-Spiegel, desto häufiger der Suizid. Prof. Hibbeln berichtet, dass 95 Prozent der amerikanischen Soldaten zu wenig DHA im Blut haben. Die Spiegel sind so niedrig, dass sie auf ein erhöhtes Suizidrisiko schließen lassen. Deswegen plant die amerikanische Verteidigungsbehörde, das Essen der amerikanischen Soldaten mit Omega 3 anzureichern.[50]

In einer weiteren amerikanischen Studie von Prof. Kim, ebenfalls vom NIH, wurde gezeigt, dass die Omega-3-Fettsäure DHA bei Embryonen und Säuglingen das Wachstum der Axone fördert. Diese Fortsätze der Gehirnzellen sind für die Vernetzung der Nervenzellen verantwortlich. Die Bildung eines starken Nervenzellennetzes ist essenziell für die Entwicklung des Gehirns. Die meisten Gehirnzellen werden in den ersten zwölf Lebenswochen gebildet. DHA fördert das Wachstum und macht somit intelligent. Zwar entstehen auch noch neue Nervenzellen und neue Verbindungen im Erwachsenenalter, aber wesentlich weniger als in den ersten Lebenswochen.

Neben den Babys sind auch Mütter massiv auf Omega 3 angewiesen. In Deutschland ist fast jede zehnte Frau vom »Babyblues«, der postnatalen Depression, betroffen. Sie tritt vermehrt bei niedrigen Omega-3-Spiegeln auf. In Ländern, in denen viel Fisch konsumiert wird und somit mehr Omega 3, treten postnatale Depressionen bis zu 30-mal seltener auf.

Der Gegenspieler von DHA, von Omega 3, ist Omega 6. Bestandteil von billigen Kochölen und Margarine, die in Fertigprodukten und Backwaren verwendet werden. Auch in billigem Fleisch und billigen Milchprodukten aus Massentierhaltung ist der Omega-6-Anteil zu hoch. Omega 6 verdrängt Omega 3 und verändert dadurch die Abläufe im Gehirn. Es kann zu Depression, Gedächtnisverlust, Schizophrenie, ADHS und vielen weiteren Gehirnerkrankungen kommen. Unsere moderne Ernährung macht daher depressiv und aggressiv.

Die Myelinschicht, die Schutzschicht der Nervenzellen, besteht ebenfalls größtenteils aus Fettsäuren, vor allem aus der Omega-3-Fettsäure DHA. Je mehr Omega 3 zur Verfügung steht, umso gesünder ist die Myelinschicht. Bei Multipler Sklerose ist diese isolierende Schicht angegriffen. Wissenschaftler der Charité in Berlin haben herausgefunden, dass sich die Myelinschicht erholt, wenn mehr Omega-3-Fettsäuren aufgenommen werden.[51] Omega 3 wirkt bei Multipler Sklerose auf zwei Wegen heilend: Einerseits wird Omega 3 direkt in die Myelinschicht eingebaut, andererseits reduziert Omega 3 die für MS typischen Entzündungen.

Bei Depressionen und Angststörungen wirkt Omega 3 ebenfalls auf mindestens zwei Wegen: Wiederum nehmen Entzündungsreaktionen ab. Außerdem verändert Omega 3 Eigenschaften der Zellmembranen, wodurch sich die Sensitivität der Serotoninrezeptoren erhöht. Dadurch wirkt vorhandenes Serotonin stärker, die Stimmung steigt und Angst nimmt ab.

Selbst die Synapsen funktionieren besser, wenn die DHA-Konzentration hoch ist. An den Synapsen werden Informationen von einer Zelle zur nächsten übertragen. Aktive Synapsen erhöhen die Denkfähigkeit und das Erinnerungsvermögen.

Der Großteil der Bevölkerung in Mitteleuropa nimmt täglich weniger als 0,1 Gramm Omega 3 zu sich. Viel zu wenig! Selbst die europäischen

Gesellschaften für Ernährung empfehlen 0,5–1,5 Gramm Omega 3 pro Tag. Schwangere haben einen weit höheren Bedarf. In meiner Praxis messe ich erschreckend tiefe Omega-3-Werte. Um diese Lücken aufzufüllen, brauchen viele meiner Patienten sogar mehr als 1,5 Gramm pro Tag. Traditionell lebende Inuits essen täglich 10 Gramm. Omega 3 ist einer der essenziellen Nährstoffe des Menschen. Mängel führen immer zu gesundheitlichen Problemen. Das Gehirn braucht besonders viel Fettsäuren, daher leidet es bei Omega-3-Mangel besonders.

• • • SELBST-CHECK • • •

Bin ich ausreichend mit Fettsäuren versorgt?

Meine Fingernägel sind trocken, dünn oder brüchig.	j	n
Ich habe trockene, schuppige, juckende oder fleckige Haut.	j	n
Mein Ohrenschmalz ist hart.	j	n
Ich leide an Haarschuppen.	j	n
Meine Gelenke sind häufig steif.	j	n
Ich bin fast immer durstig.	j	n
Ich leide an Verstopfung.	j	n
Mein Stuhl hat eine helle Farbe, ist hart oder riecht faulig.	j	n

Ich leide an Depressionen, ADHS oder an Vergesslichkeit.	j	n
Ich habe Bluthochdruck.	j	n
Ich leide am prämenstruellen Syndrom (PMS).	j	n
Mein LDL-Cholesterin und die Triglyceride sind erhöht, der HDL-Wert ist tief.	j	n

Je häufiger Sie mit Ja geantwortet haben, umso eher sind Sie unzureichend mit Fettsäuren versorgt.[52]

PRAXISTIPP !

Lassen Sie Ihren Omega-3-Index untersuchen

Für die Gesundheit besonders wichtig sind die Omega-3-Fettsäuren.

- Lassen Sie Ihren Omega-3-Index untersuchen. Er sollte über acht Prozent liegen.
- Bei Mangel nehmen Sie 6 g Omega 3 pro Tag. Die wichtigsten Omega-3-Fettsäuren sind DHA und EPA, Ihr Präparat sollte zum Großteil aus diesen beiden Fettsäuren bestehen.
- Verwöhnen Sie sich zusätzlich mit weiteren wertvollen Fetten wie Butter, Olivenöl, öligem Fisch, fettigem Biofleisch, Eiern, Avocados, Nüssen.

TIPP 38

Vitamin C: mehr als ein Antioxidans

Vitamin C heißt zu Recht das Alleskönnervitamin. Im Gehirn reduziert es oxidativen Stress, schaltet wichtige Enzyme an, fördert die Synthese von Neurotransmittern und beeinflusst damit sogar unser Verhalten. Hohe Vitamin-C-Spiegel im Gehirn steigern Konzentration und Gedächtnis sowie motorische Fähigkeiten. Die Konzentration des Alleskönnervitamins ist in den Gehirnzellen um ein Vielfaches höher als in den restlichen Körperzellen. Dies zeigt, wie wichtig das Vitamin für die Gehirngesundheit ist. Selbst bei starkem Vitamin-C-Mangel versucht der Körper, möglichst viel des Vitamins im Gehirn zu halten.

Vitamin C wird von einigen als natürliches Antidepressivum bezeichnet, denn es fördert die Synthese von Serotonin, dem Glückshormon. Dass wir genug Vitamin C über die Nahrung aufnehmen, ist ein Mythos. Gemüse und Obst enthalten heute weniger Vitamin C als noch in den 1950er Jahren. Schuld sind die langen Transportwege. Außerdem wird Gemüse und Obst oft geerntet, bevor es reif ist, das wirkt sich ebenfalls negativ auf den Vitamin-C-Gehalt aus. Hinzu kommt: Wer kocht schon täglich frisches Gemüse und isst Bioobst aus der Region? Kein Wunder, dass immer mehr Menschen an Depressionen leiden. Wobei Vitamin-C-Mangel nur einer der Faktoren ist, der zu Depressionen führt.

Neurodegenerative Krankheiten gehen mit erhöhtem oxidativem Stress einher. Das führt zu Entzündungsreaktionen und zum Tod von Gehirnzellen. Vitamin C entschärft freie Radikale. Auch die Blutgefäße im Gehirn zeigen weniger Entzündungen und sind stabiler, wenn sie gut mit Vitamin C versorgt sind. Tiefe Vitamin-C-Spiegel hingegen gehen mit einem erhöhten Risiko für Alzheimer oder Schlaganfälle einher.[53] Vitamin C ist besonders wirksam, wenn es gemeinsam mit Vitamin E eingenommen wird, da sich die beiden Vitamine gegenseitig recyceln.

Umso erschreckender die Ergebnisse einer Studie aus Neuseeland. Dort wurde Vitamin C im Blutserum von mehr als 400 über 50-Jährigen untersucht. 93 Prozent der Studienteilnehmer hatten zu wenig! Zusätzlich testeten die Wissenschaftler kognitive Fähigkeiten. Probanden mit niedrigeren Vitamin-C-Spiegeln zeigten schlechtere Denk- und Erinnerungsleistungen als jene mit höheren Serumwerten.[54]

Wissenschaftler aus China haben herausgefunden, dass Vitamin C die Bildung neuer Myelinzellen fördert. Dadurch verstärkt sich die Isolierschicht, die die Axone umgibt. Dies ist insbesondere für Patienten mit Multipler Sklerose von Bedeutung, da bei ihnen die Myelinschicht angegriffen ist.[55]

PRAXISTIPP

Gönnen Sie sich Vitamin C

- Gönnen Sie sich täglich Vitamin C. Jedoch nicht in homöopathischer Dosis, wie es die Deutsche Gesellschaft für Ernährung empfiehlt, sondern in medizinisch wirksamen: 1–3 g täglich.
- Nehmen Sie Vitamin C zusammen mit Vitamin E, 400 I. E. täglich. Lassen Sie Ihren Vitamin-E-Spiegel einmal pro Jahr kontrollieren.
- Sollten Sie an Kopfschmerzen, einer Erkältung oder akuter Depression leiden, können Sie die Dosis erhöhen: stündlich 1 g. Sobald Sie Durchfall bekommen, wissen Sie, dass Sie Ihre individuelle maximale Dosis erreicht haben.
- Wenn Sie an Multipler Sklerose oder ersten Alzheimersymptomen leiden, lassen Sie sich Vitamin C per Infusion verabreichen. Beginnen Sie mit 7,5 g Vitamin C pro Infusion und steigern Sie die Dosierung je nach Schweregrad Ihrer Erkrankung langsam auf 30 bis 45 g Vitamin C.
- Vitamin C können Sie nicht zu hoch dosieren. Hat der Körper genug des Vitamins, scheidet er es über den Urin aus. Das Vitamin ist weniger gefährlich als Wasser.

TIPP 39

Magnesium für mehr als Zufriedenheit

Jede einzelne Körperzelle braucht Magnesium. Der Mineralstoff ist an über 300 enzymatischen Reaktionen im Stoffwechsel beteiligt. Es ist eines der zentralen Stoffe für die Gehirngesundheit und ein leistungsstarkes Immunsystem. Tragischerweise ist Magnesiummangel weit verbreitet. Ca. 80 Prozent der Bevölkerung in den westlichen Industrienationen haben zu wenig. Das führt zu Stimmungsschwankungen, Schlafproblemen, Migräne, sogar Nervenzellen können absterben.

Ich nenne Magnesium das Salz der inneren Ruhe. Wie es das macht? Es schaltet den erregenden Neurotransmitter Glutamat aus, indem es seine Rezeptoren blockiert. Die Gehirnzellen reagieren dann nicht mehr auf die Erregungen, bleiben ganz ruhig. Bei Patienten mit Migräne, chronischen Schmerzen, Epilepsie, Alzheimer, Parkinson, Depressionen oder Angststörungen sind häufig die Glutamatrezeptoren besonders aktiv. Werden Gehirnzellen über lange Zeiträume zu stark erregt, können sie sogar sterben. Magnesium schaltet Rezeptoren aus und schützt somit Nervenzellen vor Übererregung und Tod.[56] Bei guter Versorgung mit Magnesium nehmen Kopfschmerzen und Schmerzen ab, die Stimmung steigt, genauso wie das Erinnerungsvermögen. Zellen bleiben gesund, daher beugt Magnesium Alzheimer und Parkinson vor.

Magnesium ist zusätzlich an der Herstellung des Glückshormons Serotonin beteiligt. Je höher der Serotoninspiegel, desto besser die Stimmung. Das Salz der inneren Ruhe wird zusätzlich für die Synthese des Schlafhormons Melatonin benötigt. Guter Schlaf ist die Voraussetzung für Leistungsfähigkeit und Gelassenheit sowie für ein gesundes Gehirn – ein Leben lang. Denn während des Schlafs werden Informationen gespeichert, Zellen repariert und Schadstoffe aus dem Gehirn gespült. Am nächtlichen Hausputz im Hirn ist Magnesium zweifach involviert. Einerseits lässt es tiefer und länger schlafen, das steigert die Aktivität des glymphatischen Systems. Andererseits ist der Mineralstoff direkt an der körpereigenen Entgiftung beteiligt. Es macht Abbauprodukte aus den Stoffwechselvorgängen, Säuren, Giftstoffe oder andere Fremdstoffe unschädlich.

Der Alleskönner-Mineralstoff verstärkt auch die Aktivität der Synapsen im Hippocampus, dem Ort, an dem Kurzzeitinformationen in Langzeitinformationen umgewandelt werden. Magnesium steigert daher Gedächtnisleistungen. Sogar das Treffen von Entscheidungen fällt mit ausreichender Magnesiumversorgung leichter.

Intelligenz, Schlaf, Schutz vor Alzheimer, Zufriedenheit – an allem ist Magnesium beteiligt. Doch fast niemand ist ausreichend versorgt! Das hat mehrere Gründe. Die heute als normal geltende Ernährung ist arm an Magnesium, aber reich an Kalzium. Vor der Industrialisierung lag das Verhältnis von Kalzium zu Magnesium bei 1:1, heute liegt sie häufig bei 5:1. Fünfmal mehr Kalzium als Magnesium. Wenn in Stoffwechselabläufen Magnesium fehlt, wird stattdessen Kalzium benutzt. Aber die Abläufe funktionieren dann nicht mehr so gut. Das trägt zu der Entstehung chronischer Erkrankungen bei.

Zusätzlich brauchen heute viele Menschen mehr Magnesium als vor der Industrialisierung. Weil der psychische Stress zugenommen hat – und Stress frisst Magnesium. Außerdem gibt es heute mehr Giftstoffe. Für deren Abbau wird Magnesium benötigt. Autoabgase, Pestizidrückstände auf Lebensmitteln, Inhaltsstoffe von Reinigungsmitteln und Textilien lassen den Magnesiumbedarf stark ansteigen.

Neben dem veränderten Verhältnis von Magnesium zu Kalzium in der Ernährung und dem erhöhten Bedarf aufgrund von Stress und Giftstoffen führen zwei weitere Probleme zu Magnesiummangel: zu wenige B-Vitamine und zu viele Kohlenhydrate. Magnesium kann aus dem Darm nur aufgenommen werden, wenn der Körper ausreichend mit den Vitaminen B_1 und B_6 versorgt ist. Was oft nicht der Fall ist. Weiterhin steigert kohlenhydratreiches Essen und Alkohol den Magnesiumbedarf. Denn Zucker, Brot und Nudeln, Fertigprodukte, Fruchtsäfte und Alkohol übersäuern. Der Körper steuert dem entgegen, und zwar mit Magnesium, denn der Mineralstoff ist basisch. Verstärkt wird

Magnesiummangel dann häufig auch noch durch Medikamente wie Magensäureblocker, Antibabypille, Antidepressiva, Betablocker und Diabetesmittel.

Nur ein Prozent des Magnesiums befindet sich im Blut, 99 Prozent ist in den Körperzellen. Einige Ärzte sind daher der Meinung, dass Blutmessungen sinnlos sind, denn die Blutwerte sagen wenig über die Versorgung der Zellen aus. Vor allem weil der Körper immer versucht, bei Mängeln zumindest im Blut bestmögliche Zustände aufrechtzuerhalten. Schließlich ist das Blut die zentrale Verteilerstelle aller Nährstoffe. Aus meiner über 25-jährigen Erfahrung weiß ich, dass bei einem Blutspiegel von 1,0 bis 1,1 mmol/l (Serum) Menschen gesund werden. Bei diesem Wert sind alle Zellen ausreichend versorgt. Blutmessungen geben ein genaues Bild, denn erst wenn alle Zellen genug Magnesium haben, steigt der Spiegel sichtbar an.

PRAXISTIPP !

Lassen Sie Ihren Magnesiumspiegel messen

- Der Gehalt von Magnesium wird sowohl im Serum als auch im Vollblut ermittelt. Je nachdem, wie Ihr Labor den Magnesiumspiegel ermittelt, gelten andere Referenzwerte:
    - Optimaler Magnesiumwert im Serum: 1,0 bis 1,1 mmol/l
    - Optimaler Magnesiumwert im Vollblut: 1,6 bis 1,8 mmol/l
- Einige Labors geben die Ergebnisse in mg/dl an. Da sich die molare Masse (mol) von Element zu Element unterscheidet, hat jedes Element seinen eigenen Umrechnungsfaktor. Am besten suchen Sie sich eine Internetseite, die den Wert automatisch umrechnet.
- Tagesdosis bei Mangel: 300–500 mg oder so viel, bis Sie Durchfall bekommen.

TIPP **40**

Taurin sollten Sie kennen

Von Taurin, einer Aminosäure, haben die meisten meiner Patienten zu wenig. Ein Drittel des Bedarfs sollte Ihr Körper normalerweise selbst herstellen, und zwar aus den Aminosäuren Cystein und Methionin. Die anderen zwei Drittel müssen Sie essen. An Methionin mangelt es jedoch häufig, da der Spiegel bei jeder Virusabwehr sinkt. Gegen Viren kämpfen viele von Ihnen ununterbrochen. Mit dem Epstein-Barr-Virus sind 60 Prozent der Bevölkerung infiziert. Und jeder Erwachsene trägt heute mindestens eines von neun Herpesviren, mit denen sich der Mensch anstecken kann, in sich. Die Abwehr gegen Grippe- und sonstige Viren kommt noch hinzu. Wegen der ständigen Virusabwehr und der schlechten Versorgung mit Methionin mangelt es an Taurin. Doch Taurin ist wichtig für die Gehirngesundheit. Es senkt oxidativen Stress, hilft gegen Migräne, gegen Angstzustände und trägt zur Heilung von MS bei.

Bei einem Migräneanfall sowie bei Energiemangel dringen zu viele Kalziumionen in die Gehirnzellen ein. Taurin stoppt den Einstrom und hilft damit gegen die pulsierenden Kopfschmerzen bei Migräne, aber auch gegen epileptische Anfälle, gegen Ticks, das Tourette-Syndrom und neuromuskuläre Erkrankungen. Bahnt sich eine Migräneattacke an, verhindert ein Gramm Taurin den Anfall. Die tägliche Einnahme von 500 Milligramm Taurin und dem Coenzym Q_{10} verringert die Häufigkeit von Migräneanfällen.

Auch bei Gehirnerschütterungen, -blutungen und -infarkten treten zu viele Kalziumionen in die Gehirnzellen ein. Dreimal ein Gramm Taurin zusammen mit Coenzym Q_{10} eingenommen wirken dem entgegen.

Die Aminosäure reduziert in den Mitochondrien die Bildung freier Radikale und wirkt somit antioxidativ. In stressigen Situationen wirkt Taurin überdies beruhigend. Es aktiviert die GABA-Rezeptoren, die Wirkung von GABA nimmt zu.

Besonders interessant ist Taurin für Patienten mit Multipler Sklerose. Bei dieser Autoimmunerkrankung sind die Zellmembranen der Nerven und die Myelinschichten um die Axone angegriffen. Sie haben Risse. Dadurch ist nicht nur die Weiterleitung der Nervenimpulse gestört, sondern durch die Risse dringt Kalzium in die Zellen ein. Sie schwellen an und sterben ab. Taurin ist ein Kalziumfänger und kann genau diesen Prozess reduzieren oder stoppen. Ich empfehle die Einnahme von drei bis fünf Gramm Taurin täglich.

Ihren Taurinspiegel erhöhen Sie, indem Sie die Aminosäure direkt einnehmen und zusätzlich auf Ihre Versorgung mit Cystein und vor allem mit Methionin achten. Damit der Körper jedoch Taurin aus den beiden Aminosäuren selbst herstellen kann, ist er auf den Mineralstoff Molybdän und die Vitamine B_1 und B_{12} angewiesen. Vegetarier und Veganer haben häufiger Taurinmangel als Fleischesser, da sie weniger Cystein und Methionin aufnehmen und bei ihnen zudem häufiger Vitamin-B_{12}-Mangel auftritt.[57]

PRAXISTIPP

Nutzen Sie die Kraft des Taurins

- Wenn Sie an Migräne, Epilepsie, Nervenentzündungen, Multipler Sklerose, Ticks, Problemen mit der Retina, Glaukom oder Makuladegeneration leiden, nehmen Sie täglich Taurin.
- Tagesdosis: 500 mg bis 5 g. Ernste Nebenwirkungen sind selbst bei Einnahmen von 10 bis 20 g pro Tag nicht bekannt.

TIPP **41**

Wunderstoff Tryptophan

Aus der Aminosäure Tryptophan entsteht Serotonin, das Glückshormon. Es kann viel mehr als nur glücklich machen. Es steuert das Verhalten, beeinflusst die Verarbeitung von Sinnesreizen und gibt Souveränität. Ich nenne es auch das Chefhormon. Leider messe ich fast immer zu tiefe Tryptophanwerte.

Tryptophan ist eine essenzielle Aminosäure, aber sie kommt seltener vor als andere. Aus ihr entsteht Serotonin, das Glückshormon.

Serotonin beeinflusst maßgeblich Ihr soziales Verhalten, Ihren Umgang mit den Mitmenschen, mit Ehepartner, Kindern, Eltern. Mit anderen Verkehrsteilnehmern. Bei einem hohen Serotoninspiegel ist es leicht, gelassen zu reagieren, das Verhalten zu kontrollieren, sinnvollen Anstand zu halten. Schwierig wird das bei niedrigem Serotonin. Da kann das Verhalten schon mal entgleisen. Serotonin verbessert auch das Herausfiltern von Sinnesreizen. Jede Sekunde stürmt eine überwältigende Anzahl von Eindrücken auf Sie ein. Das Gehirn filtert die wichtigsten heraus und verarbeitet nur diese. Wie gut es darin ist, entscheidet unter anderem der Serotoninspiegel. Sind Ihnen Umgebungsgeräusche schnell zu viel oder lassen Sie sich von dem, was in Ihrem Umfeld passiert, schnell ablenken, kann das an einem tiefen Serotoninspiegel liegen.

Serotonin ist das zentrale Molekül der psychischen Gesundheit. Es macht gute Laune und gibt inneren Abstand. Damit wird es leicht, herausfordernde Situationen zu lösen. Es gibt Überblick und Souveränität. Daher interessiert sich die Pharmaindustrie auch für dieses Molekül. Doch Serotonin kann die Blut-Hirn-Schranke nicht passieren und muss im Gehirn direkt gebildet werden. Die Einnahme von Serotonin wird den Serotoninspiegel im Gehirn ebenso wenig anheben wie der Verzehr serotoninhaltiger Lebensmittel. Tryptophan, die Aminosäure, aus der Serotonin entsteht, ist für die Pharmaindustrie ebenfalls uninteressant. Denn Tryptophan ist ein natürlicher Stoff und damit nicht patentierbar. Daher wurden Medikamente erfunden, die in die Wirkungsweisen des Serotonins im Gehirn eingreifen, die die Wirkung von Serotonin verstärken. Sie lassen sich patentieren und teuer verkaufen. Der Serotoninspiegel lässt sich aber auch einfacher anheben: Mit Tryptophan und allen Co-Faktoren, die für den Umbau zu Serotonin nötig sind. Zusätzlich müssen die »Tryptophandiebe« aufgespürt und eliminiert werden. Dazu zählt auch Stress. Unter Stress verbraucht der Körper viel mehr Tryptophan als in Ruhe. Auch chronische Entzündungsreaktionen lassen den Bedarf an Tryptophan ansteigen. Ebenso rauben Zucker, Weißmehl, Übergewicht und Insulinresistenz Tryptophan. Kein Wunder, dass Tryptophanmangel so weit verbreitet ist.

Ein weiteres Problem kommt hinzu: Tryptophan hat einen schwierigen Weg ins Gehirn. Es steht in Konkurrenz mit sieben anderen großen Aminosäuren und zieht regelmäßig den Kürzeren. Doch es gibt eine Lösung! Ausdauersport. Er schleust die BCAAs, die anderen große Aminosäuren, in die Muskelzelle. Im Blut übrig bleibt Tryptophan und gelangt in höherer Konzentration ins Gehirn. Deswegen wirkt Ausdauersport so gut gegen Depression.

Wenn Sie an Serotoninmangel leiden und Tryptophan zusätzlich einnehmen, sollten Sie dies mindestens drei Stunden nach einer Mahlzeit und zwei Stunden vor der nächsten tun. Schlucken Sie die Aminosäure gleichzeitig zum Essen, steht sie wieder in Konkurrenz mit den anderen Aminosäuren. Man könnte denken, das ist ein Fehler im System des Körpers. Ist es nicht, denn jahrhundertelang ist der Mensch hungrig durch die Wälder gelaufen. Die Muskeln bedienten sich an BCAAs und das Gehirn an Tryptophan. Der heutige Lebensstil ist der Fehler im System.

Ihren Serotoninspiegel brauchen Sie übrigens nicht messen zu lassen. Denn der Blutwert sagt wenig darüber aus, wie viel Serotonin sich im Gehirn befindet. Lassen Sie lieber Ihren Tryptophanwert messen. Dann wissen Sie, ob Ihr Körper überhaupt in der Lage ist, Serotonin im Gehirn zu bilden.

Tryptophan wird in einem ersten Umbauschritt zu 5-HTP und dann zu Serotonin umstrukturiert. 5-HTP gibt es als Nahrungsergänzungsmittel zu kaufen. Ich rate Ihnen von der Einnahme ab, denn 5-HTP wird massiv im ganzen Körper verstoffwechselt. Es bleibt nur sehr wenig übrig fürs Gehirn.

● ● ● SELBST-CHECK ● ● ●

Stellt mein Körper ausreichend Serotonin her?

Mein Selbstwertgefühl ist gering.	j	n
Ich leide an Herbst- oder Winterdepression.	j	n
Ich denke häufig negativ.	j	n
Ich bin perfektionistisch.	j	n
Ich verhalte mich zwanghaft.	j	n
Ich bin schnell gereizt, ungeduldig oder ärgerlich.	j	n
Ich bin schüchtern oder habe Höhenangst, habe Angst vor Menschenmassen oder Flugangst.	j	n
Ich habe Angst oder leide an Panikattacken.	j	n
Ich habe PMS (prämenstruelles Syndrom). Ich leide an Stimmungsschwankungen oder Heißhungerattacken, empfindlichen Brüsten oder Blähungen vor der Periode.	j	n
Ich habe Einschlafprobleme.	j	n

Ich wache mitten in der Nacht auf und habe Probleme, wieder einzuschlafen.	j	n
Ich wache morgens zu früh auf.	j	n
Es gelüstet mich nach Süßigkeiten oder stärkehaltigen Kohlenhydraten wie Brot oder Nudeln.	j	n
Ich fühle mich nach Sport besser.	j	n
Ich habe Muskel- oder Gelenkschmerzen oder Fibromyalgie.	j	n

Je häufiger Sie mit Ja geantwortet haben, umso wahrscheinlicher leiden Sie an einem tiefen Serotoninspiegel.[58]

PRAXISTIPP !

Tryptophan für hohes Serotonin

- Lassen Sie Ihren Tryptophanspiegel messen.
  - Normalbereich: 36,00–125,00 µmol/l
  - Mittelwert: 81,00 µmol/l
- Bei einem Tryptophanspiegel unterhalb des Mittelwerts oder bei eindeutigem Selbsttest nehmen Sie 1–3 g Tryptophan pro Tag. Oft reichen 1,5 g.
- Am effektivsten wirkt die Aminosäure ca. drei Stunden nach der letzten Mahlzeit und 45 Minuten vor dem Zubettgehen. Oder mindestens drei Stunden nach der letzten und frühestens zwei Stunden vor der nächsten Mahlzeit.
- Damit der Körper aus Tryptophan Serotonin herstellen kann und es auch gut wirkt, brauchen Sie: Magnesium, Zink, Folsäure, Eisen, Vitamin B_3 und B_6, Vitamin D und Omega 3.

TIPP **42**

Lithium heilt

Stoffwechselstörungen im Gehirn entstehen dadurch, dass wichtige Stoffe fehlen und sich schädliche Stoffe anreichern. Jede chronische Krankheit von Demenz bis Depression geht mit Veränderungen im Stoffwechsel einher. Sie heilen, wenn der Körper alle Nährstoffe erhält, die er braucht. Lithium ist einer dieser essenziellen Stoffe, der oft vergessen wird. Der Mineralstoff wirkt beruhigend und macht Menschen friedvoller und glücklicher.

Lithium kommt natürlicherweise im Boden und im Trinkwasser vor. Es wandert vom Boden ins Gemüse, in Früchte und in tierische Produkte. Es gibt Gegenden, in denen viel Lithium im Boden vorkommt, und andere mit armen Böden. Der Lithiumgehalt zeigt Effekte: In Texas wurden die Selbstmordraten und der Lithiumgehalt des Trinkwassers in 226 Kommunen untersucht. In den Kommunen mit den höchsten Lithiumwerten brachten sich die wenigsten Menschen um. Natürlich ist Lithium nicht die alleinige Erklärung für Selbstmord, aber es ist ein Puzzlestück in dem komplexen Zusammenspiel des menschlichen Verhaltens. Fest steht jedoch, dass eine gute Versorgung mit Lithium impulsive Handlungen reduziert und überlegte Reaktionen steigert.

Bei einer guten Versorgung mit Lithium bilden sich vermehrt verschiedene Wachstumsfaktoren im Gehirn, neben anderem auch BDNF und NGF. Sie reparieren geschädigte Zellen, fördern die Entstehung neuer und unterstützen die stärkere Vernetzung der Nervenzellen untereinander (Neuroplastizität). Durch Lithium wird ein zusätzlicher Wachstumsfaktor gebildet, der die Neubildung von Blutzellen im Gehirn unterstützt. Das ist für Schlaganfallpatienten besonders interessant. Lithium wirkt zudem schützend, indem es Nervenzellen vor zu hohen Glutamatkonzentrationen bewahrt. Glutamat ist einer der aktivierend wirkenden Neurotransmitter. Außerdem blockiert Lithium ein

Enzym, das bei Erkrankungen wie Alzheimer, bipolarer Störung oder Depressionen häufig überaktiv ist.

Lithium ist ein essenzielles Spurenelement, das heißt, jeder Mensch braucht es für seine Gesundheit in winziger Dosis. Das Problem mit Lithium ist die genaue Messung im Labor. Sie ist kaum möglich. Wir haben das Problem gelöst mit einer längeren Messreihe in einem Speziallabor und herausgefunden, dass täglich zwei bis drei Flaschen lithiumhaltiges Mineralwasser für die Versorgung mit dem Mineralstoff ausreichen. Ausreichen für ein aufgewecktes, fröhliches Leben. Die Quellen von Heppinger, Fachinger und Hirschquelle erhalten besonders viel Lithium.

In den USA sind die Lithia Springs in Georgia besonders reich an Lithium. Unter den Ureinwohnern Amerikas galt die Quelle als Heilungsort. 1882 gründeten Einwanderer dann die Stadt mit gleichem Namen. Auch die Einwanderer wussten von der heilenden Wirkung der Quelle. Viele der frühen Amerikaner reisten weite Strecken, um durch das Wasser geheilt zu werden. Später wurde die Quelle als Kurbad benutzt, von Mark Twain bis hin zu Präsident Roosevelt.

PRAXISTIPP !

Genießen Sie lithiumhaltiges Mineralwasser

- Wenn Sie unter Depressionen, bipolaren Störungen oder neurodegenerativen Erkrankungen leiden, trinken Sie zwei bis drei Flaschen lithiumhaltiges Mineralwasser pro Tag.
- Als Schutz vor chronischen Gehirnerkrankungen können Sie ebenfalls lithiumhaltiges Mineralwasser konsumieren.
- Lithium in kleiner Dosis wirkt heilend. Zu viel Lithium schadet hingegen den Nieren und der Schilddrüse.

TIPP **43**

Kaffee: Ja oder nein ist typenabhängig

Beim Kaffee scheiden sich häufig die Geister. Die einen sagen, er ist schädlich, andere sprechen ihm heilende Wirkungen zu. Das Problem: Nicht jeder Kaffeetrinker ist gleich und nicht jeder trinkt den Kaffee gleich. Ein Cappuccino mit zwei Löffeln Zucker wirkt natürlich ganz anders als Filterkaffee, schwarz.

Im Kaffee stecken fast 100 unterschiedliche Moleküle, die auf den Körper wirken. Allem voran Koffein. Die psychoaktive Substanz erhöht indirekt die Ausschüttung von Dopamin und Glutamat. Zwei Neurotransmitter, die motivierend und anregend wirken. Die Stimmung steigt, das Denken wird schneller und das Erinnerungsvermögen steigt.

Neben Koffein gibt es weitere Inhaltsstoffe, die für das Gehirn förderlich sind. Allen voran Cafestol und Kahweol. Sie wirken als Antioxidantien und entschärfen freie Radikale. Zusätzlich fördern sie die Synthese von Glutathion, dem wirkungsstärksten Antioxidans fürs Gehirn. Chlorogensäure, der Kaffeesäure sehr ähnlich, wirkt ebenfalls antioxidativ. Sie schützt besonders die DNA der Gehirnzellen vor Schäden. Studien zeigten, dass Kaffeetrinker ein geringeres Risiko haben, an Alzheimer oder Parkinson zu erkranken. Doch Kaffee allein ist kein Wundermittel. Wer übergewichtig ist, sich sportlich nicht betätigt, Alkohol trinkt oder raucht, wird durch fünf Tassen Kaffee am Tag sein Risiko für Alzheimer oder Parkinson nicht reduzieren.

Jeder reagiert etwas anders auf Kaffee. Bei einigen Menschen ist das Enzym, das Koffein abbaut, aktiver als bei anderen. Diese Menschen vertragen mehr Kaffee als Personen, bei denen das Enzym weniger aktiv ist. Als förderlich gelten häufig eine bis fünf Tassen Kaffee pro Tag. Gesundheitliche Probleme können auftreten, wenn man mehr als einen Liter Kaffee pro Tag trinkt. Filterkaffee, schwarz und ohne Zucker, gilt als besonders günstig für die Gesundheit.

TIPP **44**

Schutzschild Ballaststoffe

Ballaststoffe haben ihren unschönen Namen in einer Zeit erhalten, als man noch nicht wusste, was ihre Funktion im Darm ist. Man wusste nur, dass sie unverdaulich sind. Zwar werden aus ihnen tatsächlich keine Nährstoffe für den Körper gewonnen, aber sie sind essenziell für eine gesunde Bakterienbesiedelung des Darms. Und damit entscheidend für die gesamte Gesundheit. Das wirkt natürlich auch auf das Gehirn.

Wissenschaftler aus den USA gehen davon aus, dass eine Ernährung reich an Ballaststoffen neurodegenerativen Erkrankungen wie Alzheimer oder Parkinson vorbeugen kann. Selbst wenn die Erkrankung bereits ausgebrochen ist, tragen Ballaststoffe zum Rückgang der Symptome bei. Ballaststoffe sind vor allem in Gemüse, in Nüssen und Samen, in Hülsenfrüchten und in Obst enthalten.

Spezielle Darmbakterien stellen aus Ballaststoffen Butyrat her. Butyrat ist ein Wunderstoff. Im Darm ernährt er die guten Bakterien. Und je mehr gute Bakterien im Darm leben, umso besser die Gesundheit. Butyrat wandert aber auch vom Darm bis ins Gehirn und wirkt dort auf mehreren Wegen positiv. Es beeinflusst die Methylierung von Genen der Gehirnzellen. Die Genaktivität wird damit auf gesund geschaltet. Selbst bei schon vorhandenen Krankheiten wie der Huntington-Erkrankung, Parkinson oder Alzheimer sterben daraufhin keine weiteren Zellen ab. Butyrat übernimmt zudem eine wichtige Rolle bei der Energieherstellung in den Mitochondrien. Einerseits kann aus dem Molekül direkt Energie gewonnen werden, andererseits nimmt die Anzahl an Mitochondrien zu, wenn viel Butyrat zur Verfügung steht. Fast alle chronischen Gehirnerkrankungen gehen mit mitochondrialer Dysfunktion einher. Butyrat wirkt dem entgegen und heilt Mitochondrien. Auch Entzündungsreaktionen sind typisch für chronische Erkrankungen. In Studien wurde nachgewiesen, dass sie nachlassen, wenn die Konzentration an Butyrat steigt.[59] Möhren, Paprika, Blumenkohl, Himbeeren und Mandeln heilen – am wirkungsvollsten in Bioqualität oder direkt aus dem Garten.

Natürlich enthält auch Getreide Ballaststoffe. Beispielsweise ist Vollkornbrot reich an den Stoffen, Weißbrot enthält hingegen fast keine. Neben den Ballaststoffen ist Vollkornbrot aber vollgepackt mit Kohlenhydraten. Daher ist es besser, Ballaststoffe in Form von Gemüse, Nüssen und Samen zu verzehren.

Ballaststoffreiche Lebensmittel

Ballaststoffe pro 100 g

Gemüse

• Blumenkohl	2,9 g
• Brokkoli	2,7 g
• Weißkohl	2,9 g
• Kürbis	2,2 g
• Tomaten	1,3 g
• Paprika	3,6 g
• Zucchini	1,2 g
• Möhren	3,1 g
• Rote Bete	2,4 g
• Kohlrabi	1,5 g
• Blattsalat	1,6 g
• Salatgurke	0,7 g

Nüsse und Samen

• Mandeln	11,4 g
• Sonnenblumenkerne	5,8 g
• Leinsamen	35 g
• Walnüsse	6,2 g
• Kürbiskerne	8,7 g

Obst und Beeren

• Äpfel	2 g
• Birnen	2,8 g
• Pflaumen	1 g
• Johannisbeeren	3,5 g
• Himbeeren	4,7 g
• Kirschen	1,9 g

Hülsenfrüchte

• Rote Linsen	12,5 g
• Weiße Bohnen	7,5 g
• Erbsen	3,4 g

● ● ● SELBST-CHECK ● ● ●

Esse ich genügend Ballaststoffe?

Der Hauptbestandteil meiner täglichen Ernährung ist Gemüse.	j	n
Ich esse täglich etwas heimisches Obst.	j	n
Ich nasche täglich Nüsse und Samen.	j	n

Je häufiger Sie mit Nein geantwortet haben, umso höher die Wahrscheinlichkeit, dass Sie unzureichend mit Ballaststoffen versorgt sind.

TIPP **45**

Mangan: nicht zu wenig und nicht zu viel

Mangan ist essenziell für das Immunsystem und trägt zur Bildung wichtiger Antioxidantien bei. Mangan ist für die Gesundheit wichtig, doch leider in der heutigen Ernährung Mangelware. Insbesondere leiden Menschen, die viele Weißmehlprodukte und Zuckerhaltiges essen oder viel Alkohol trinken, an Manganmangel. Fehlt Mangan, leidet das Gehirn. Auch psychischer Stress steigert den Manganbedarf. Wird dann nicht zusätzlich Mangan eingenommen, ist der Mangel schnell da. Mangan ist außerdem Bestandteil eines Enzyms, das spezielle freie Radikale entschärft. Das Enzym kommt vor allem in Nervenzellen vor. Fehlt Mangan, steigt die Konzentration freier Sauerstoffradikale. Sie greifen daraufhin Nervenzellen an. Das Risiko für Parkinson und Alzheimer steigt.

Mangan stellt außerdem Blutgefäße weit. Dadurch fließt mehr Blut durchs Gehirn. Mangan erhöht also die Versorgung der Gehirnzellen mit Nährstoffen und Sauerstoff. Das trägt zur allgemeinen Gesundheit des Gehirns bei. Bei Schlaganfällen ist die Durchblutung des Gehirns gestört. Interessanterweise gehen Schlaganfälle meist mit niedrigen Manganspiegeln einher. Die Blutgefäße sind bereits eng, gelangt dann zusätzlich ein Blutpfropfen ins Gehirn, ist der Schlaganfall da. Ebenso zeigen Patienten mit epileptischen Anfällen häufig niedrige Manganwerte, doch ist der Zusammenhang noch nicht vollends geklärt.

Zu hohe Manganwerte schaden dem Gehirn ebenfalls. Durch die Belastung mit Mangan können sich parkinsonähnliche Symptome entwickeln. Gefährdet sind Personen, die manganhaltige Stäube und Dämpfe einatmen, meist in Metallhütten, Fabriken der Metallindustrie und manganverarbeitenden Betrieben. Auch jahrelange Einnahme von Mangan in hoher Dosis als Nahrungsergänzungsmittel kann zu einer Belastung führen. Problematisch ist auch sehr manganhaltiges Trinkwasser. Weiterhin sind Patienten mit chronischen Lebererkrankungen gefährdet. Bei ihnen ist die Manganausscheidung über die Gallenflüssigkeit gestört, der Mineralstoff sammelt sich an. Ebenso kann eine Ernährung, die arm an Eisen ist, zu Manganüberschüssen führen. Wenn Eisen fehlt, nehmen die Darmzellen vermehrt Mangan auf.

Der Mangel an Mangan tritt jedoch viel häufiger auf als das Zuviel. Um sicherzugehen, lassen Sie regelmäßig Ihren Manganwert überprüfen.

Reich an Mangan sind grünes Blattgemüse, Hülsenfrüchte wie Linsen und Erbsen sowie Nüsse. Essen Sie das regelmäßig? Fleisch, Milchprodukte und andere tierische Nahrungsmittel enthalten hingegen nur wenig Mangan.

PRAXISTIPP!

Lassen Sie Ihren Manganspiegel messen

- Empfohlener Blutwert: 8,3–15 µg/l (Vollblut)
- Tagesdosis bei Mangel: 1,5–10 mg
- Lassen Sie regelmäßig (jährlich) Ihren Manganwert kontrollieren.

TIPP **46**

Vitamin D und K_2 – zwei essenzielle Stoffe

In den ersten Lebensmonaten ist Vitamin D außerordentlich wichtig für die Entwicklung eines gesunden Gehirns. Später im Leben reduziert das Sonnenvitamin Entzündungsreaktionen, wirkt Plaque entgegen und hält die Kalziumkonzentration im Gleichgewicht. Das Vitamin ist überaus wichtig für die Gehirngesundheit. Leider ist Vitamin-D-Mangel weit verbreitet.

Die Gehirnentwicklung von Föten, Säuglingen und Kleinkindern braucht Vitamin D. Bei Mangel treten vermehrt Lernschwierigkeiten und Verhaltensstörungen auf. Es gibt einige Studien, die Zusammenhänge zwischen Vitamin-D-Mangel und ADHS, frühkindlichem Autismus sowie der Schizophrenie ähnlichen Verhaltensstörungen aufzeigen. Vitamin D erhöht auch bei Erwachsenen die Fähigkeit, in schwierigen Situationen kontrolliert und überlegt zu reagieren.

Vitamin D wirkt auf die Neurotransmitter Glutamin, Noradrenalin, Dopamin und Serotonin. Fehlt das Vitamin, gerät das Zusammenspiel der Botenstoffe aus der Balance. Parkinsonpatienten leiden an Dopaminmangel, weil einige der Zellen, die Dopamin produzieren, absterben. Höhere Vitamin-D-Konzentrationen im Gehirn können das Problem reduzieren, indem die verbleibenden Zellen mehr Dopamin herstellen. Parkinsonpatienten sollten daher auf jeden Fall ihren Vitamin-D-Spiegel testen lassen und das Vitamin einnehmen. Vitamin D wirkt auch bei Depressionen. Einerseits steigt in Gegenwart des Vitamins die Serotoninsynthese, was die Stimmung aufhellt. Andererseits regelt Vitamin D gemeinsam mit anderen Stoffen den Kalziumeinstrom in die Nervenzellen. Bei Personen mit Depressionen weisen Nervenzellen häufig zu viel Kalzium im Zellinneren auf. Der Kalziumeinstrom ist auch bei Patienten mit Multipler Sklerose gestört. Daher hilft das Vitamin bei dieser Erkrankung genauso. Vitamin D wirkt zudem gegen die Bildung von Plaque. Dessen Entstehung ist typisch für Alzheimer und andere degenerative Erkrankungen. Vitamin D schützt Nervenzellen vor diesen schädlichen Ablagerungen. Das Vitamin unterstützt aber auch die Bildung von Nervenzellen und verbessert deren Vernetzung untereinander. Denn in Gegenwart von Vitamin D wird NGF (Nerve Growth Factor) vermehrt gebildet. Dieser Wachstumsfaktor fördert die Bildung neuer Nervenzellen und hält vorhandene gesund.[60]

Der Körper kann Vitamin D selbst herstellen. Jedoch nur wenn die Haut viel Sonnenschein »tankt«. Dies gelingt aufgrund des heutigen Lebensstils fast keinem mehr. Viele verbringen ihre Tage in Büros, gehen anschließend ins Fitnessstudio und sitzen Stunden im Auto. Außerdem ist es in den meisten Teilen Deutschlands im Winter zu lange zu dunkel. Daher hat hierzulande fast jeder Vitamin-D-Mangel.

Oft wird dazu geraten, Vitamin D nur zusammen mit Vitamin K_2 einzunehmen. Und zwar aus folgendem Grund: Die beiden Vitamine arbeiten eng zusammen – insbesondere bei ihrem Einfluss auf Kalzium. Vitamin D kontrolliert unter anderem, wie viel Kalzium aus dem Darm aufgenommen wird. Vitamin K_2 sorgt anschließend dafür, dass Kalzium in die Knochenzellen gelangt. Wenn Sie Vitamin D in hoher Dosis ohne Vitamin K_2 nehmen, kann es passieren, dass die Kalziumaufnahme ansteigt, wenn Sie aber gleichzeitig an Vitamin-K_2-Mangel leiden, bleibt das Kalzium im Blut und kann hier mit zu der Entstehung von Atherosklerose beitragen. Dadurch steigt das Schlaganfallrisiko.

Vitamin K_2 wird im Gehirn aber auch direkt gebraucht. Insbesondere für die Membranen der Nervenzellen. Zudem ist das Vitamin an weiteren Abläufen beteiligt. Vitamin K_2 kommt in vielen verschiedenen molekularen Formen vor. Vom Körper am besten aufgenommen wird Vitamin K_2 in Form von MK-7. In tierischen Lebensmitteln kommt das Vitamin in Form von MK-4 vor, sie ist für das Gehirn besonders wichtig. In pflanzlichen Produkten ist das Vitamin K_1 enthalten. Einen kleinen Teil K_1 kann der Körper in MK-4 umwandeln. Aber das reicht meistens nicht, um den Bedarf zu decken. Der Umbauprozess kann jedoch durch den Verzehr von fermentierten Sojaprodukten (Tempeh) etwas verbessert werden.

• • • SELBST-CHECK • • •

Leide ich an Vitamin-D-Mangel?

Ich leide an Herbst- und Winterdepression.	j	n
Mein Erinnerungsvermögen ist schlecht oder ich denke langsam.	j	n
Meine Muskulatur schmerzt oder ist schwach.	j	n
Meine Knochen sind schmerzempfindlich. Pressen Sie auf Ihr Schienbein – wenn es schmerzt, haben Sie eventuell Vitamin-D-Mangel.	j	n
Ich arbeite in Innenräumen.	j	n
Ich meide die Sonne.	j	n
Ich benutze Sonnencreme.	j	n
Ich lebe nördlich von Göttingen.	j	n
Ich esse keine kleinen fettigen Fische wie Makrelen, Heringe oder Sardinen.	j	n
Ich habe Osteoporose.	j	n
Ich habe mir bereits mehr als zweimal einen Knochenbruch zugezogen.	j	n
Ich leide an einer Autoimmunerkrankung.	j	n
Ich habe Arthritis.	j	n

Ich bin regelmäßig erkältet.	j	n
Ich leide an Prostatakrebs.	j	n

Je häufiger Sie mit Ja geantwortet haben, umso eher leiden Sie an Vitamin-D-Mangel.[61]

PRAXISTIPP!

Lassen Sie Ihren Vitamin-D-Spiegel (in Form von 25-Hydroxy-Vitamin D3) untersuchen.

- Empfohlener Blutwert: 40–80 ng/ml
- Optimaler Blutwert, besonders bei Autoimmunkrankheiten: 70–100 ng/ml
- Ein Vitamin-D-Spiegel unter 30 ng/ml ist schwer bedenklich.
- Nehmen Sie bei Vitamin-D-Mangel täglich 7000–9000 I. E. und 150–200 µg Vitamin K_2 ein.
- Nehmen Sie 6000–9000 I. E., um einen normalen Vitamin-D-Spiegel aufrechtzuerhalten, im Sommer wie im Winter.
- Lassen Sie Ihren Vitamin-D-Spiegel zweimal jährlich kontrollieren, um eine Überdosierung zu vermeiden.

TIPP **47**

Selen: ein Muss für die Gehirngesundheit

Selen ist essenziell für das Immunsystem und wirkt Entzündungsreaktionen im Gehirn entgegen. Das Erinnerungs- und Denkvermögen hängt von der Versorgung mit Selen ab, genauso wie Motorik und Koordination. Der Mineralstoff ist weiterhin an der Synthese von Neurotransmittern beteiligt. Selen ist einer der zentralen Stoffe für die Gesundheit und trägt zum Schutz vor Alzheimer, Parkinson, Epilepsie und Depressionen bei.

In Neuseeland untersuchten drei Wissenschaftlerinnen 978 junge Erwachsene. Mit etablierten Fragebögen wurde ihr Depressionsrisiko eingeschätzt. Zusätzlich wurden ihre Selenspiegel im Blut untersucht. Diejenigen jungen Erwachsenen mit den niedrigsten Selenspiegeln waren am häufigsten von Depression betroffen. Aber auch bei denen, die sehr hohe Selenspiegel hatten, zeigten sich leicht vermehrte Depressionen. Jedoch wirkten sich niedrige Selenwerte viel stärker auf die Stimmung aus als zu hohe. Neuseeländische Ackerböden sind arm an Selen. Daher steckt zu wenig Selen im lokalen Gemüse, in Eiern, Geflügelfleisch, Rind- und Lammfleisch.[62] Die Böden in Europa sind ebenfalls sehr arm an Selen. Daher ist der Mineralstoff nur unzureichend in den heimischen Lebensmitteln enthalten. Das führt so weit, dass fast jeder Deutsche an Selenmangel leidet. Doch fast keiner weiß es, weil der Mineralstoff nicht regelmäßig untersucht wird. Wenn Sie Ihren Selenspiegel untersuchen lassen, sollten Sie den Referenzwert Ihres Labors kritisch betrachten. Denn die Referenzwerte werden aus dem Mittelwert der Blutproben einer geringen Menge vermeintlich gesunder Menschen gebildet. Da hierzulande fast jeder Selenmangel hat, sind somit sogar die Referenzwerte bei uns niedriger als in anderen Ländern. Die WHO rät zu höheren Werten. Tragisch, denn Selen ist so wichtig für ein gesundes Gehirn.

Selen wird für die Herstellung von Glutathion benötigt. Glutathion ist eines der wichtigsten Antioxidantien für das Gehirn. Niedrige Glutathionspiegel treten häufig zusammen mit Alzheimer oder Parkinson auf. Selbst wenn die Erkrankungen schon ausgebrochen sein sollten, wirkt Selen positiv. Die Symptome nehmen ab. Das ist das Ergebnis mehrerer Studien. Auch Epileptiker profitieren von der Einnahme von Selen.

Selen wirkt sogar beruhigend. Und zwar auf zwei Wegen. Erstens fördert es die Synthese von GABA, einem der wichtigsten beruhigend wirkenden Neurotransmittern. Einige Nervenzellen produzieren besonders viel GABA. Fehlt Selen, büßen sie Teile ihrer Funktion ein. Zweitens hemmt Selen die Aktivität von Gehirnzellen, die Glutamat herstellen. Glutamat wirkt aktivierend. Überreaktionen dieser Zellen sind typisch für Alzheimer und Parkinson. Selen beruhigt die Nervenzellen wieder.

Selen schützt das Gehirn auch vor Giftstoffen und freien Radikalen. Gehirnzellen, die Dopamin herstellen, sind gegen freie Radikale resistenter, wenn sie mit ausreichend Selen versorgt sind. Bei Selenmangel hingegen bewirken freie Radikale mehr Schaden. Selen ist ein Muss für ein gesundes Gehirn. Doch zu viel Selen kann schaden.

PRAXISTIPP !

Selen im richtigen Maß

Zu wenig und zu viel Selen ist ungesund. Daher sollten Sie Ihren Selenspiegel regelmäßig überprüfen lassen.

- Empfohlener Blutwert: 150–200 µg/l (Empfehlung der Weltgesundheitsorganisation).
- Tagesdosis bei Mangel: 50–200 µg.

TIPP **48**

Arginin ist lebensnotwenig

Arginin ist ebenfalls ein Alleskönner. Es reduziert Entzündungsreaktionen, stellt Blutgefäße weit, wirkt direkt als Neurotransmitter und schützt Nervenzellen. Die Aminosäure ist semiessenziell. Das heißt, der Körper kann sie selbst herstellen, doch reicht die Eigenproduktion oft nicht aus, sodass Arginin auch über die Nahrung aufgenommen werden muss. Ich messe meist zu tiefe Argininspiegel bei meinen Patienten. Problematisch, denn niedrige Argininwerte tragen zu der Entstehung von Krankheiten wie Depression, Schizophrenie oder Alzheimer bei.

Wenn Arginin fehlt, kann es zu Schlafproblemen, Stress oder Angst kommen. Oft tritt alles zusammen auf. Ist mehr Arginin vorhanden, sinkt der Cortisolspiegel, Stress nimmt ab. In mehreren Studien wurde zudem festgestellt, dass Arginin Angst mindert, insbesondere wenn die Aminosäure gemeinsam mit Lysin, einer weiteren Aminosäure, eingenommen wird. Wer an Depressionen leidet, hat häufig ebenfalls zu wenig Arginin.

Arginin ist das Ausgangsprodukt für Stickstoffmonoxid (NO). NO stellt Blutgefäße weit, fördert somit die Durchblutung des Gehirns und beugt Schlaganfällen vor. NO sowie Arginin wirken zudem auf die Aktivität von Neurotransmittern. NO aktiviert Glutamat, was für Denken und Erinnern wichtig ist. Viele Alzheimerpatienten weisen sehr niedrige Arginin- und Glutamatwerte auf. Wissenschaftler gehen daher davon aus, dass neben dem Absterben von Nervenzellen auch fehlendes Arginin, NO und Glutamat zu Vergesslichkeit führen.

Arginin und NO schützen Nervenzellen sogar vor dem Absterben. Bei guter Argininversorgung leben Nervenzellen länger und bilden neue Verbindungen untereinander. Die Aminosäure wirkt sich auch positiv auf die Bildung neuer Nervenzellen und deren Wachstum aus.

Bereits seit den 1990er Jahren ist bekannt, dass niedrige Argininspiegel zu vermehrten Entzündungsreaktionen führen. Mangelt es an der Aminosäure, bildet das Immunsystem entzündungsfördernde Botenstoffe (Zytokine) sowie Fresszellen (Makrophagen). Hohe Argininspiegel wirken den Entzündungen entgegen: Die Konzentration an entzündungsfördernden Zytokinen, Makrophagen und weiteren Entzündungsstoffen nimmt ab.[63] Arginin wirkt außerdem antioxidativ. Indem die Aminosäure freie Radikale unschädlich macht, nehmen Entzündungsreaktionen zusätzlich ab.

Arginin allein bewirkt jedoch keine Wunder. Entzündungsreaktionen müssen außerdem mit No Carb, Sport und entspanntem Denken eliminiert werden. Weiterhin ist die Versorgung mit allen 47 essenziellen Nährstoffen für ein gesundes Gehirn wichtig, denn sie wirken immer miteinander. Fehlen lebenswichtige Stoffe, bleiben Stoffwechselabläufe weiterhin im Ungleichgewicht. Unter Umständen kann Arginin bei fehlerhaften Stoffwechselabläufen im Gehirn auch schaden. Denn dann entsteht aus der Aminosäure eine bestimmte Variante von NO (iNO). Dieser Stoff führt zu nitrosativem Stress und kann Nervenzellen schaden. Wenn Sie jedoch mit allen Nährstoffen ausreichend versorgt sind, finden die meisten Stoffwechselabläufe zurück in ihr natürliches Gleichgewicht. Dann entsteht auch kein iNO.[64]

TIPP **49**

Gehirnschutz durch Ketose

In der Ketose wird Energie nicht mehr aus Kohlenhydraten, sondern aus Fettsäuren produziert. Mittlerweile gibt es unzählige wissenschaftliche Nachweise, die zeigen, dass viele Abläufe im Körper in der Ketose besser funktionieren. Mitochondrien finden in ihre Balance zurück, Entzündungen heilen, Blutzuckerspiegel normalisieren sich. No Carb ist der direkte Weg in die Ketose. Das heißt weniger als 50 Gramm Kohlenhydrate pro Tag! Zusätzlich sollte Ihre Ernährung einen hohen Anteil an Fetten beinhalten. Diese Form der Ernährung wird als ketogene Diät bezeichnet.

Die Ketose hat für das Gehirn viele gesundheitliche Vorteile:

- Verarbeiten die Mitochondrien Ketone anstelle von Glukose, liefern sie mehr ATP (Energiemoleküle).
- Bei der Herstellung der Energie entstehen weniger freie Radikale, deshalb nehmen Entzündungsreaktionen ab.
- Ketone fördern zudem die Durchblutung. Das ist besonders nachts hilfreich. Bei kohlenhydratreicher Kost fehlt dem Gehirn nachts Sauerstoff. Das passiert in der Ketose nicht.
- Ketone sind im Gehirn eine wesentliche Ausgangssubstanz für die Bildung von Cholesterin und Myelin. Myelin umhüllt und schützt die Nervenfasern, Cholesterin wird zur Bildung von Progesteron benötigt. Das Sexualhormon wirkt wiederum positiv auf die Bildung neuer Nervenverbindungen, macht stark gegen Stress, Angst und Depressionen, steigert das Denkvermögen und wirkt gegen Entzündungsreaktionen.
- Ketone (besonders Beta-Hydroxybutyrat oder BHB) senken die Aktivität entzündlicher Botenstoffe (Zytokine).
- Ketone wirken auf das sogenannte FOXO-Netzwerk. Sie schalten

Gene an, woraufhin antioxidativ wirkende Enzyme wie SOD, Glutathion und Katalase vermehrt hergestellt werden. Das wirkt im Gehirn entzündungshemmend.
- Ketone erhöhen den BDNF (brain-derived neurotrophic factor), der die Bildung neuer Nervenzellen und Synapsen anregt. Synapsen sind wichtig für die Weiterleitung von Nervenimpulsen.
- Ketone (BHB) fördern die Umwandlung von Glutamat in die beruhigende GABA.

Die Umstellung von einer kohlenhydratreichen Ernährung zur ketogenen Diät kann mit einigen Herausforderungen einhergehen, muss aber nicht. Der Stoffwechsel braucht einige Tage bis Wochen, bis er alle Enzyme herstellt, die für die Ketose erforderlich sind. In dieser Zeit kann es zu Stimmungsschwankungen und Erschöpfung kommen.

Wenn Sie in der Ketose sind, stellen sich folgende Veränderungen ein:

- Gewichtsverlust
- Erhöhte Konzentrationsfähigkeit
- Abnahme des Appetits

Während der Umstellung kann es zu Verdauungsproblemen von Verstopfung bis Durchfall kommen, da sich die Darmbakterien erst an die neue Zusammensetzung der Nahrung anpassen müssen. Jeder Körper ist zudem etwas anders. Einige kommen sehr schnell in die Ketose, andere langsamer. Einige erreichen sie erst, wenn sie zusätzlich mehr Sport treiben. Als Richtwert gelten maximal 50 Gramm Kohlenhydrate pro Tag. Einige kommen aber auch schon bei etwas mehr Carbs in die Ketose, andere müssen ihre Kohlenhydratzufuhr hingegen noch weiter reduzieren.

Die Anstrengung lohnt sich! Denn ein Leben in Ketose fühlt sich um vieles besser an. Sie werden mehr Energie haben, Sie stehen morgens auf und freuen sich auf den Tag. Sie werden schneller und konzentrierter denken. Das Arbeiten wird somit zur Freude und nicht mehr zur täglichen Herausforderung. Und mit so viel Energie steigt auch Ihre Laune. Sie werden kaum noch Hunger verspüren und weniger essen. Das gibt das Gefühl von Freiheit. Sie sind ein neuer Mensch.

PRAXISTIPP!

Schlemmen Sie ketogen

- Verzichten Sie auf Brot, Pasta, Pizza, Backwaren, Süßigkeiten, Reis, Kartoffeln und Zucker.
- Essen Sie fettiges Fleisch wie Rindersteak, Lamm, Wildschwein, Ente oder Gans.
- Und fettigen Fisch wie Lachs, Forelle und Makrele.
- Genießen Sie Eier.
- Naschen Sie Nüsse und Samen wie Walnüsse, Mandeln, Kürbiskerne, Leinsamen.
- Auch Butter und Öle, wie Olivenöl und Kokosöl, unterstützen die Ketose.

TIPP 50

Glutathion: der körpereigene Superheld

Glutathion ist eines der stärksten Antioxidantien. Es schützt Nervenzellen und sorgt effektiv für die Gehirngesundheit. Alle Gehirnzellen stellen Glutathion her. Vorausgesetzt sie verfügen über ausreichendes Baumaterial, Werkzeuge und Bauarbeiter. Baumaterialien sind vor allem Aminosäuren, Werkzeuge sind Mineralstoffe und Vitamine, als Bauarbeiter fungieren bestimmte Enzyme.

Glutathion wird aus den drei Aminosäuren Glutaminsäure, Cystein und Glycin zusammengebaut. Es fängt freie Radikale ab und schützt somit Membranen und andere Strukturen. Wenn Enzyme oder Proteinstrukturen durch freie Radikale beschädigt werden, verändern sie ihre Form und funktionieren nicht mehr oder nur noch eingeschränkt. Das bringt viele Abläufe in den Zellen durcheinander und führt unter anderem zu Entzündungsreaktionen. Glutathion schützt Enzyme und Proteinstrukturen vor den Angriffen der freien Radikale. Vitamin C unterstützt den körpereigenen Superhelden dabei. Glutathion kann sogar noch mehr: In seiner Gegenwart schütten Nerven- und Gliazellen mehr GABA aus, das wirkt beruhigend. Damit das Gehirn gesund bleibt, ist es auf den Schutz durch Glutathion angewiesen. Allzu oft mangelt es aber an diesem starken Antioxidans. Grund sind Nährstofflücken, Umweltgifte und Stress.

Glutathion gibt es als Nahrungsergänzungsmittel. Ob es im Gehirn ankommt, ist unklar. Eventuell zerlegen es Verdauungsenzyme bereits im Darm. Da der Körper das Antioxidans selbst herstellen kann, ist es sinnvoller, die Baumaterialien und Werkzeuge für seine Synthese einzunehmen. Die Baumaterialien sind vor allem die drei Aminosäuren Glutaminsäure, Cystein und Glycin. Sie kommen in tierischen Produkten vor. Eine gute Quelle ist auch Molkeprotein; es wird häufig unter dem englischen Namen Whey Protein verkauft.

Damit aus den drei Aminosäuren Glutathion entsteht, werden bestimmte Enzyme benötigt. Das sind die Bauarbeiter. Eines der Enzyme (Glutamatcysteinligase) benötigt für seine Arbeit Magnesium. Magnesium ist dann so etwas wie das Werkzeug. Fehlt Magnesium, weicht der Körper auf ein anderes Werkzeug aus, auf Mangan. Doch Magnesiummangel ist sehr weit verbreitet und einige haben auch nicht genug Mangan. Mangelt es an Magnesium, mangelt es meist an Glutathion, dem Superantioxidans.

Vitamin D wirkt als Katalysator während der Herstellung von Glutathion. Ist genügend Vitamin D vorhanden, entsteht mehr Glutathion aus der gleichen Menge Baumaterialien. Tragischerweise sind auch Vitamin-D-Mängel weit verbreitet. Noch mehr Glutathion entsteht, wenn zusätzlich genügend Natriumionen vorhanden sind. Scheuen Sie also kein Kochsalz! Es verbessert die Herstellung eines der wichtigsten Antioxidantien für die Gehirngesundheit.

PRAXISTIPP !

Steigern Sie Ihre Glutathionproduktion

Kurbeln Sie die körpereigene Produktion von Glutathion an, indem Sie folgende Nährstoffe einnehmen:

- Vitamin C. Siehe Tipp Nummer 38.
- Molkeprotein: Einnahme laut Empfehlung des Herstellers.
- Vitamin B_6. Siehe Tipp 29.
- Vitamin B_{12}. Siehe Tipp 29.
- Magnesium. Siehe Tipp 39.
- Mangan. Siehe Tipp 45.
- Vitamin D. Siehe Tipp 46.

TIPP 51

Wasser: Grundlage allen Lebens

Der menschliche Körper besteht zum Großteil aus Wasser. Jede Zelle ist mit Wasser gefüllt. Auch zwischen den Zellen befindet sich Wasser. Blut besteht zudem zu einem Großteil daraus. Im Wasser laufen die meisten Stoffwechselvorgänge ab. Wasser wird für den Transport von Nährstoffen und die Beseitigung von Abfallstoffen gebraucht. Chronische Krankheiten wie Diabetes, Multiple Sklerose, Alzheimer und viele weitere sind häufig von Dehydration begleitet. In vielen Fällen trägt der Wassermangel zu der Entstehung der Krankheiten bei. In Deutschland leiden 50 Prozent der Erwachsenen an chronischer Dehydration.

Wenn der Wassergehalt im Körper nur um ein Prozent sinkt, verschlechtert sich die Funktionalität vieler Organe, auch die des Gehirns. Kognitive Fähigkeiten nehmen ab. In einer Studie wurde festgestellt, dass dehydrierten Autofahrern ähnlich viele Fehler unterlaufen wie solchen, die unter leichtem Alkoholeinfluss stehen.[65] Das Absinken des Wassergehaltes führt zu Ängsten, Sorgen, Wut, Reizbarkeit, Aggression und anderen negativen Emotionen, bis hin zur Depression. Das Problem betrifft alle Altersklassen. Kinder sind besonders gefährdet, da ihr Durstgefühl teilweise noch unterentwickelt ist. Bei guter Flüssigkeitsversorgung sind Kinder jedoch emotional ausgeglichener und laut einer Studie des Natural Hydration Councils von 2012 schneiden sie sogar bei Prüfungen besser ab. Bei älteren Menschen kann ein niedriger Wassergehalt im Körper zu demenzähnlichen Symptomen führen.

Wenn man Durst verspürt, hat der Körper bereits ein bis zwei Prozent seines Wassergehalts verloren. Daher sollten Sie ständig trinken, unabhängig davon, ob Sie durstig sind oder nicht. Besonders aufpassen müssen Sportler und Personen, die körperlich hart arbeiten. Es gibt viele weitere Gründe, die zur chronischen Dehydrierung beitragen:

- Alkoholkonsum
- Stress
- Zu hoher Kaffeekonsum
- Chronisch weicher Stuhl
- Glutenunverträglichkeit
- Virusinfektionen
- Arzneimittel wie Antihistaminika oder Diuretika
- Zu geringe Flüssigkeitszufuhr
- Zu wenig Gemüse – eine Gurke besteht beispielsweise aus ca. 96 Prozent Wasser

Wenn Sie 30 bis 40 Milliliter Wasser pro Tag pro Kilogramm Körpergewicht trinken, haben Sie viele gesundheitliche Vorteile. Der gesamte Stoffwechsel fährt um ca. 30 Prozent hoch. Auch der Energiestoffwechsel, die Leistungsfähigkeit steigt. Wenn man viel trinkt, nimmt der Hunger ab, daher hilft Trinken gegen Übergewicht. Zudem reduzieren sich Schmerzen. Blutgefäße weiten sich, der Blutdruck sinkt.

● ● ● SELBST-CHECK ● ● ●

Trinke ich genügend Wasser?

Ich bin häufig müde.	j	n
Ich leide an Schwindel.	j	n
Ich bin häufig unkonzentriert.	j	n
Ich habe Wasseransammlungen in Beinen, Füßen, Armen und/oder Gesicht.	j	n
Ich habe rheumatoide Arthritis.	j	n

Ich leide an Verdauungsproblemen.	j	n
Meine Haut ist trocken.	j	n
Ich habe häufig Muskelkrämpfe.	j	n
Ich habe Mundgeruch.	j	n
Ich habe häufig Kopfschmerzen.	j	n
Mein unterer Rücken schmerzt.	j	n
Ich leide an Stimmungsschwankungen.	j	n
Ich habe häufig Gliederschmerzen.	j	n
Ich leide an Fibromyalgie.	j	n
Ich habe Migräneanfälle.	j	n
Ich habe Schuppenflechte.	j	n
Ich habe Nierensteine.	j	n
Mein Urin ist dunkel.	j	n
Ich leide an Demenz.	j	n

Je häufiger Sie mit Ja geantwortet haben, umso eher leiden Sie an chronischer Dehydration.

TIPP **52**

Warum Ihr Hirn frische Luft liebt

Luft ist neben Nährstoffen und Wasser lebensnotwendig. Gehirnzellen, die keinen Sauerstoff mehr bekommen, sind nach wenigen Minuten geschädigt. Der Tod der Zellen tritt nach ca. zehn Minuten ein. Luft ist aber nicht gleich Luft. Für Ihre Gesundheit brauchen Sie frische, saubere Luft und die Fähigkeit, tief durchzuatmen.

Industrie und Verkehr produzieren Schadstoffe, die wir täglich einatmen und die das Immunsystem schwächen. Laut einer Verkehrsstudie starben im Jahr 2015 in Deutschland 13 000 Personen an den Folgen von Feinstaub und Ozon, die durch den Verkehr entstanden sind. Oft ist auch die Luft in Büros oder Klassenzimmern, in Seminarräumen oder Callcentern nicht frisch. Sie ist durch Ausdünstungen von Teppichböden und Möbeln oder Putzmitteln belastet. Dazu fehlt der Luft häufig Sauerstoff, wenn sich zu viele Menschen in einem ungelüfteten Raum aufhalten. Oder es wimmelt von Bakterien und Viren, da einige Personen im Raum krank sind. Das Immunsystem kämpft.

Die meisten Menschen der westlichen Welt verbringen fast 90 Prozent des Tages in Innenräumen. Daher ist es außerordentlich wichtig, dass die Luft dort frisch und voller Sauerstoff ist. Deshalb sollten Sie regelmäßig lüften. Noch besser sind moderne Lüftungsanlagen. Sie tauschen Luft ununterbrochen und wohlgesteuert aus. Sie sparen auch Energie, da nur die Luft ausgetauscht wird, aber nicht die Wärme. Die bleibt in den Räumen erhalten. Auch bestehende Gebäude können mit Lüftungsanlagen nachgerüstet werden.

Durch frische Luft verbessern sich das Denken und das Treffen von Entscheidungen, so Wissenschaftler der Harvard-Universität in den USA. Sie untersuchten die kognitiven Fähigkeiten von 24 Versuchsteilnehmern, die in drei verschieden belüfteten Büros ihrer täglichen Arbeit nachgingen. Die Teilnehmer verbrachten jeweils sechs volle Arbeitstage in unterschiedlicher Luftqualität, wobei sie nicht wussten, welcher Luftqualität sie ausgesetzt waren. Die Luftqualität, die als gängige Büroluft klassifiziert wurde, beinhaltete ca. 500 µg/m^3 flüchtige organische Verbindungen. Das sind Stoffe wie Formaldehyd, Ethylen oder Azeton. Sie sind in Fußböden, Farben, Wohntextilien, Möbeln, Reinigungsprodukten oder chemischen Lufterfrischern enthalten. Der Luftaustausch lag bei 0,56 m^3/min pro Person. Die Büroluft, die die Luft eines ökologischen Bürogebäudes nachahmte, beinhaltete nur 50 µg/m^3 flüchtige organische Verbindungen. Der Luftaustausch war der gleiche wie bei der Simulation der normalen Büroluft. Die dritte künstlich hergestellte Luftqualität zeigte die gleiche reduzierte Menge an flüchtigen organischen Verbindungen wie die, die das ökologische Gebäude simulierte. Zusätzlich tauschte eine Lüftungsanlage die Luft mit einer Menge von 1 m^3/min pro Person aus. Am Ende jedes Arbeitstages wurden die Probanden befragt. Ihre Denkleistung sowie ihre Fähigkeit, Entscheidungen zu treffen, wurden untersucht. Bessere Luft hatte einen erheblichen Einfluss auf die kognitiven Fähigkeiten. Sie verbesserten sich um 61 Prozent, wenn die Probanden in der Luft arbeiteten, die ein ökologisches Bürogebäude nachahmte. Sie verbesserte sich sogar um 101 Prozent, wenn eine Lüftungsanlage für kontrollierten Austausch sorgte und die Luft der eines ökologischen Bürogebäudes entsprach.[66]

Gute Luft im Raum heißt aber noch nicht, dass diese Luft auch in ihren Zellen ankommt. Denn dazu müssen Sie tief atmen, nicht ein, sondern vor allem aus! Die meisten Menschen atmen zu flach, dadurch wird nicht genügend Luft ausgetauscht. Diesen Sauerstoffmangel verspürt jede einzelne Körperzelle. Um tiefer zu atmen, konzentrieren Sie sich auf das Ausatmen. Sie können währenddessen langsam bis zehn zählen. Ist die Lunge erst einmal leer, strömt automatisch genügend frische Luft nach.

Frische Luft vermehrt die Sauerstoffzufuhr in die Zellen. Dadurch kurbelt sie Stoffwechselabläufe an, die Energie steigt. Tiefes Durchatmen entspannt zudem. Und frische Luft reduziert Entzündungsreaktionen. Besonders viel frische, heilende Luft tanken Sie während des Laufens in der Natur.

PRAXISTIPP!

Sorgen Sie für frische Luft

- Sorgen Sie für ausreichend frische Luft an Ihrem Arbeitsplatz durch regelmäßiges Lüften oder optimal eingestellte Lüftungsanlagen.
- Leben Sie mit möglichst vielen Pflanzen im Innenraum. Sie verbessern die Luftqualität.
- Verbringen Sie Pausen an der frischen Luft und atmen Sie tief durch.
- Gehen Sie täglich im Freien laufen, am besten im Park oder in der freien Natur.
- Nehmen Sie sich jede Stunde einmal Zeit und atmen Sie viermal tief und langsam aus.

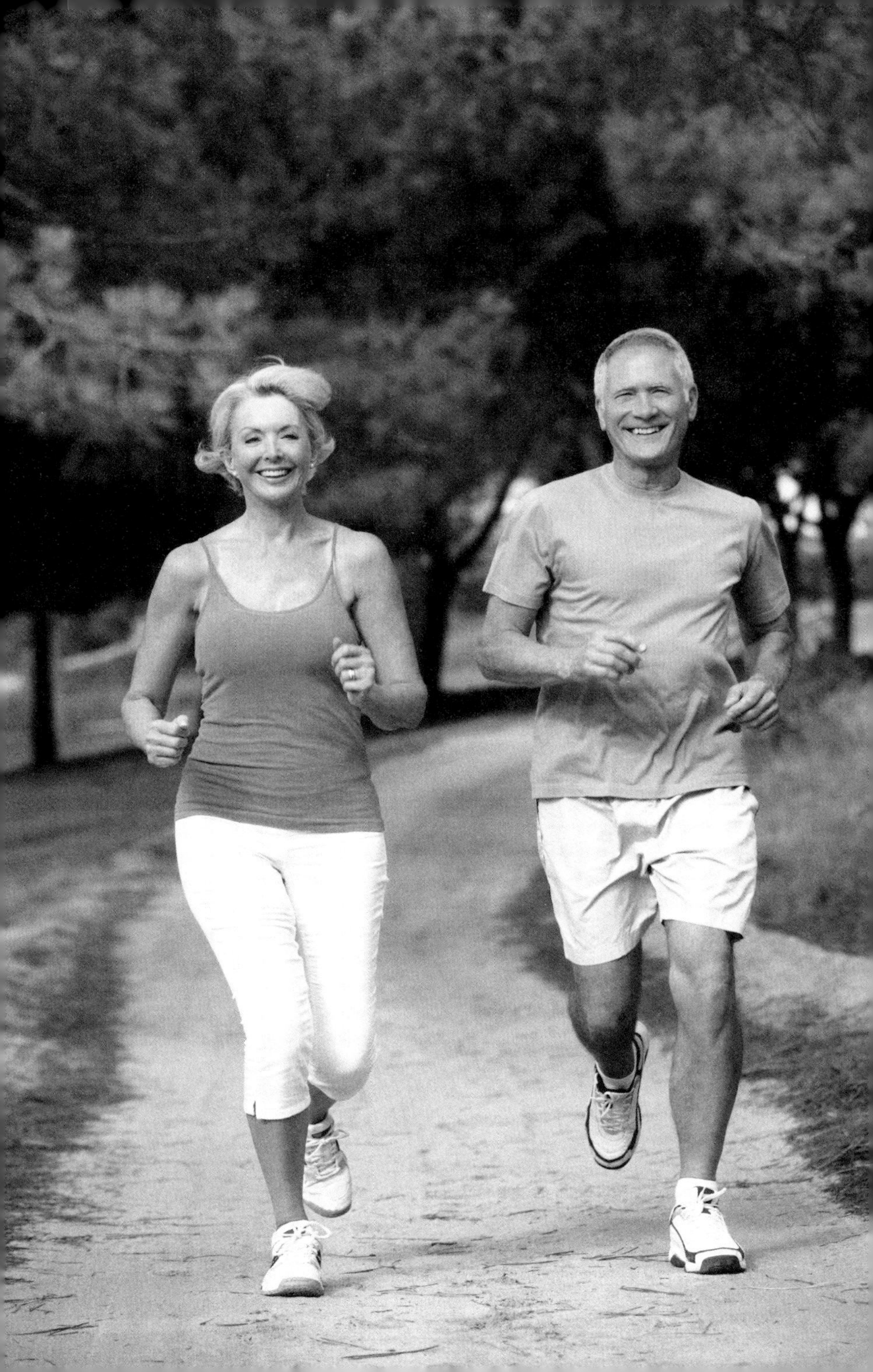

Gehirngesund durch Bewegung

Sport ist kein lustiges Hobby, Sport ist Ihre Lebensversicherung. Körperliche Anstrengung lässt neue Nervenzellen wachsen, macht intelligenter und glücklicher. Sport heilt sogar Entzündungen, reduziert Stress und lässt besser schlafen. Je mehr Sport, umso besser die heilende Wirkung. Sport hat höchste Priorität: Für jeden, der gesund bleiben will. Und für alle, die wieder gesund werden wollen.

TIPP **53**

Schneller laufen – besser lernen

Nicht nur Schulkinder und Studenten müssen lernen. Ein gelungenes Leben zeichnet sich durch lebenslanges Lernen aus. Doch wenn das Merken neuer Fakten schwerfällt, macht Lernen keinen Spaß. Interessanterweise lernen Sie umso besser, je schneller Sie laufen können.

Herausgefunden hat das eine Wissenschaftlerin aus Lissabon, Portugal, mit ihren Kollegen. Per Zufall haben sie festgestellt, dass Mäuse, die eine bestimmte Aufgabe erlernen sollten, dies umso schneller taten, je schneller sie auf dem Mäuselaufband liefen. Nach dieser zufälligen Erkenntnis wollten die Wissenschaftler wissen, worin genau der Zusammenhang besteht. Sie erkannten, dass Nervenzellen im Kleinhirn sowohl beim Laufen wie auch beim Lernen besonders aktiv sind.[67]

Wissenschaftler aus Deutschland sind zu einem ähnlichen Ergebnis gekommen. Sie ließen Kinder Vokabeln lernen. Sie mussten währenddessen entweder sitzen, gehen oder durften Fahrrad fahren. Die Kinder, die sich bewegen durften, lernten die fremden Wörter schneller als die still sitzenden. In Holland ließen Wissenschaftler Schulkinder ein 20-minütiges Sportprogramm durchführen und untersuchten anschließend ihre Konzentrationsfähigkeit. Die Kinder berichteten von weniger ablenkenden Gedanken. Zudem verbesserte und verlängerte sich ihre Konzentrationsfähigkeit im Gegensatz zu Kindern, die sich zuvor nicht bewegten.

Bewegung am Arbeitsplatz steigert ebenso die Leistungsfähigkeit. Legen Sie Ihren Weg zur Arbeit – wenn möglich – zu Fuß oder mit dem Fahrrad zurück. Nehmen Sie die Treppen anstelle des Aufzuges, gehen Sie häufiger in die Teeküche und auf die Toilette. Sie können auch Besprechungen mit Kollegen mit Spaziergängen kombinieren oder während dem Telefonieren im Raum auf und ab laufen.

TIPP **54**

Sport macht schlau

Sport erhöht die Lernfähigkeit bei Kindern, Jugendlichen und Erwachsenen. Sport beugt Alzheimer vor. Wer Sport treibt, trifft leichter Entscheidungen und hat bessere Kommunikationsfähigkeiten. Hört sich an wie eine Wunderdroge, ist es auch.

Eines der erstaunlichsten Experimente hierzu findet seit den 1990er Jahren an der Napervill Central High School in Chicago statt. Die Schüler starteten ihren Schultag mit einer Stunde Sport. Die schulischen Leistungen steigerten sich signifikant. Heute hat die Schule mehrere Fitnessstudios, sie bietet Kick Boxing, Yoga, Tanzen sowie traditionelle Sportarten an. Das Sportprogramm ist so abgestimmt, dass alle mitmachen. Schüler mit Lernschwierigkeiten in bestimmten Fächern absolvieren zusätzliche Trainingseinheiten vor dem Unterricht, in dem sie Schwierigkeiten haben. Die Idee dahinter: Durch den Sport werden Neurotransmitter ausgeschüttet, die wach und aufmerksam halten. Zusätzlich stimuliert der Sport das Wachstum neuer Nervenzellen und deren Vernetzung untereinander. Das sind ideale Voraussetzungen zum Lernen. Denn zur Speicherung von Informationen müssen sich Nervenzellen neu vernetzen. Sport beschleunigt den Vorgang und erhöht die Rate neuer Vernetzungen.

Sport hilft nicht nur Schulkindern und Studenten, Sport ist eines der effektivsten Mittel gegen Alzheimer. Das Prinzip dahinter ist das gleiche: Durch den Sport bilden sich neue Nervenzellen, die sich untereinander verbinden. Das Gehirn wird stimuliert. Bei Alzheimer passiert nämlich das Gegenteil, Gehirnzellen sterben ab.

Mittlerweile weiß die Wissenschaft in etwa, warum sich Nervenzellen bei Sport neu bilden und sich neu vernetzen. Sport stimuliert den neurotrophen Wachstumsfaktor (brain-derived neurotropic factor, kurz BDNF). Wahrscheinlich ist es der wichtigste Faktor für die Bildung neuer Nervenzellen. Wenn die Konzentration von BDNF steigt, werden Dendriten, die vielen kleinen Ärmchen der Nervenzellen, länger und dicker, zudem werden sie vermehrt gebildet. Damit nimmt die Verknüpfung zwischen den Nervenzellen zu. BDNF wirkt aber auch auf die Synapsen, die Verbindungsstellen zwischen zwei Nervenzellen. In Gegenwart von BDNF arbeiten sie effektiver. Das wirkt sich positiv auf das Lern- und Erinnerungsvermögen aus.

Sport regt außerdem die Bildung eines weiteren Wachstumsfaktors an, des Vascular Endothelial Growth Factor (VEGF). Er lässt neue Blutgefäße wachsen. Wenn sich mehr Blutgefäße durch das Gehirn ziehen, gelangen mehr Sauerstoff und Nährstoffe zu den Nervenzellen. Das steigert die Gehirnaktivität.

Sport stimuliert zudem den Fibroblasten-Wachstumsfaktor 2 (FGF-2). Dieser Wachstumsfaktor lässt ebenfalls neue Gehirnzellen entstehen und fördert deren Vernetzung. Zusätzlich verbessert sich durch ihn die Effektivität der Synapsen.

Sport in geringer oder moderater Intensität stimuliert nur den neurotrophen Wachstumsfaktor. Intensives Training (> 65 % des VO2max) hingegen lässt alle drei Wachstumsfaktoren ansteigen.

PRAXISTIPP!

Körperlich anstrengen für die Intelligenz

- Gehen Sie mehrmals wöchentlich laufen, schwimmen oder Fahrrad fahren.
- Steigern Sie Ihr Tempo, sodass Sie für einige Zeit das Gefühl haben, dass Ihr Sport richtig anstrengend ist.

TIPP 55

Stress-weg-Sport

Bei chronischem Stress ist der Cortisolspiegel ununterbrochen erhöht. Mit fatalen Folgen, denn das Stresshormon ist einer der ärgsten Feinde des Gehirns. Beruf und Familie verlangen heute viel von den Menschen. Nicht jeder kann sofort kürzertreten, um Stress zu vermeiden. Sport hingegen funktioniert sofort und schützt das Gehirn.

Vielleicht haben Sie davon gehört, dass durch Sport das Cortisol ansteigt. Wie passt das damit zusammen, dass er auch den Cortisolspiegel senken soll? Experten sprechen vom Cortisol-Paradox. Wissenschaftler aus Japan fanden heraus, dass erhöhte Cortisolspiegel nach Sport anders wirken als die, die durch Termindruck verursacht werden. So kommt es nach dem Sport zur verbesserten geistigen Leistungsfähigkeit, während bei beruflichem Stress das Erinnerungsvermögen und die kognitiven Fähigkeiten abnehmen. Die Wissenschaftler machen vor allem die Wirkung des Cortisols auf die Dopaminsynthese dafür verantwortlich. Das Cortisol, das durch Sport freigesetzt wird, kurbelt die Herstellung von Dopamin an. Der höhere Dopaminspiegel wirkt wiederum motivierend und stimmungsaufhellend. Das führt zur Entspannung. Zudem nimmt das Gefühl zu, allen Anforderungen gewachsen zu sein. Erhöhte Cortisolspiegel nach beruflichem Stress haben dagegen keinen Effekt auf die Dopaminproduktion.[68] Stattdessen passiert etwas anderes: Die Myelinschichten werden dicker, zu dick! Das stört die Weiterleitung von Nervenimpulsen. Veränderungen in dieser Form werden auch bei Depressionen, Selbstmordgefährdung, ADHS, posttraumatischen Belastungsstörungen und weiteren Gehirnerkrankungen beobachtet. Weiterhin vermindert Cortisol die Bildung neuer Nervenzellen und deren Vernetzung. Dies könnte eine der Erklärungen sein, warum unter Dauerstress das Erinnerungsvermögen nachlässt.[69] Mit Sport verhindern Sie diese schädlichen Veränderungen im Gehirn.

Sport steigert zudem die Produktion von Endorphinen. Das sind körpereigene Opioidpeptide. Sie wirken stimmungsaufhellend und entspannend. Nach Sport entsteht ein angestrengt-positives Körpergefühl. Da körperliche und psychische Gefühle sich gegenseitig bedingen, wirkt sich das verbesserte Körpergefühl auf die Stimmung aus. Stress nimmt ab. Zudem schläft man besser nach dem Sport. Das reduziert ebenfalls Stress.

Die WHO und viele weitere Institutionen wie beispielsweise die renommierte Mayo-Klinik raten zu mindestens 150 Minuten moderatem Sport pro Woche, das sind ca. 20 Minuten pro Tag. Oder zu 75 Minuten intensivem Training. Wissenschaftler aus Schweden und den USA sind der Frage nachgegangen, ob mehr Sport sogar besser wirkt und ob es ein Optimum gibt. Auch wollten sie wissen, ab welcher Trainingsintensität Sport schaden könnte. Dazu werteten sie Daten von sechs Studien aus, in denen die sportliche Aktivität von insgesamt 661137 Europäern und Amerikanern erfasst wurde. Durchschnittlich liefen die Studien über einen Zeitraum von 14 Jahren. In dieser Zeit wurden auch die Sterbefälle gezählt. Die jüngsten Studienteilnehmer waren 21 Jahre alt, die ältesten 98. Im Mittel lag das Alter bei 62 Jahren. Die Hälfte der Probanden waren Männer. Es zeigte sich, dass die empfohlenen 150 Minuten moderaten oder 75 Minuten intensiven Trainings zwar gut sind, aber dass mehr noch besser ist! Jene, die sich ungefähr den Empfehlungen entsprechend wöchentlich anstrengten, hatten ein um 20 Prozent reduziertes Sterberisiko im Vergleich zu Personen, die sich nicht sportlich betätigten. Wer hingegen ca. 45 Minuten täglich trainierte, reduzierte sein Sterberisiko um 31 Prozent im Vergleich zu den sportlich Inaktiven. Wer täglich sogar ca. eine Stunde Sport trieb, reduzierte es um stolze 37 Prozent. Selbst 3,5 Stunden pro Tag wirken immer noch gesundheitsförderlich. Allerdings unterschied sich das Sterberisiko nicht mehr sehr von denjenigen, die sich pro Tag eine Stunde sportlich betätigten. Es lag bei 39 Prozent im Vergleich zu den 37 Prozent. Die Wissenschaftler schließen daraus, dass 150 Minuten moderater Sport pro Woche das Minimum ist, besser ist das Drei- bis Fünffache. Das sind zwischen 8 und 12,5 Stunden Sport pro Woche.

Selbst bei 25 Stunden wöchentlichem Training besteht kein erhöhtes Sterberisiko.[70]

Wenn Sie bislang keinen Sport getrieben haben, beginnen Sie langsam. Auch sollten Sie Ihrem Körper Zeit geben, wenn Sie Ihren Trainingsumfang erhöhen.

• • • SELBST-CHECK • • •

Wie gut schützt mich meine Bewegung vor dem Tod?

Faktoren	Punkte
Ich lege täglich Strecken zu Fuß oder mit dem Fahrrad zurück und strenge mich dabei körperlich an.	1
Ich gehe täglich ca. 20 Minuten stramm spazieren.	1
Ich trainiere zwei- bis dreimal pro Woche 30–45 Minuten.	3
Ich absolviere zusätzlich zum moderaten Sport Trainingseinheiten mit hoher Intensität.	2
Ich trainiere täglich ca. 45 Minuten.	4
Ich trainiere täglich eine Stunde oder mehr.	5

1–2 Punkte: Ihr Risiko zu sterben ist bis zu ca. 20 Prozent reduziert im Vergleich zu sportlich Inaktiven.
3–4 Punkte: Ihr Risiko zu sterben ist um ca. 20 bis 30 Prozent reduziert im Vergleich zu sportlich Inaktiven.
›5 Punkte: Ihr Risiko zu sterben ist um mehr als 30 Prozent reduziert im Vergleich zu sportlich Inaktiven.

TIPP 56

Treiben Sie Sport – Ihr Leben lang

Sport lässt neue Blutgefäße im Gehirn entstehen. Somit gelangen mehr Sauerstoff und Nährstoffe zu den Gehirnzellen. Die Zellen steigern ihre Aktivität und stellen mehr Energie her. Zusätzlich finden Stoffwechselabläufe zurück in ihr natürliches Gleichgewicht, Krankheiten heilen. Es bilden sich sogar vermehrt neue Gehirnzellen. Neue Blutgefäße im Gehirn führen zu geistiger Leistungsfähigkeit und Glück.

Wissenschaftler untersuchten weibliche Ratten. Eine Gruppe musste täglich aufs Ratten-Laufband, die anderen wurden in Käfigen gehalten, die ihnen nur wenig Bewegungsspielraum boten. In den Gehirnen der Ratten, die täglich laufen mussten, hatten sich nach einem Monat neue Blutgefäße gebildet, die Gehirnzellen wurden besser mit Sauerstoff und Nährstoffen versorgt. Die bessere Versorgung beschränkte sich nicht nur auf die Zeiten des Laufens, sondern auch auf die Ruhephasen. Sobald die Ratten sich jedoch nicht mehr täglich bewegten, verkümmerten die Blutgefäße wieder. Das bedeutet für Sie: Wenn Sie mit dem Laufen aufhören, sinkt die Versorgung Ihrer Gehirnzellen mit Nährstoffen und Sauerstoff. Ihre kognitive Leistungsfähigkeit nimmt ab, das Glück ebenso. Laufen Sie daher Ihr Leben lang!

Interessanterweise führt auch das Erlernen neuer Bewegungsabläufe zur Bildung von Blutgefäßen. Eine weitere Gruppe Ratten musste neue motorische Fertigkeiten lernen. In ihren Gehirnen nahm zunächst die Anzahl bestimmter Nervenzellen zu, woraufhin sich anschließend das Netz der Blutgefäße ausweitete.[71]

Blutgefäße sind das Nadelöhr, denn über sie wird Sauerstoff angeliefert. Ohne den geht nichts in den Zellen. Sauerstoff ist essenziell für die Herstellung von Energiemolekülen. Diese werden wiederum für alle weiteren Stoffwechselabläufe benötigt. Über die Blutgefäße gelangen zudem Baumaterialien für Hormone und Neurotransmitter in die Nervenzellen. Daher verbessert der Zuwachs an Blutgefäßen die Gehirngesundheit insgesamt. Selbst die Bildung neuer Gehirnzellen hängt unmittelbar von der Menge und der Qualität der vorhandenen Blutgefäße ab.

Mangelt es an Blutgefäßen im Gehirn, werden Nährstoffe, die Sie einnehmen, nur vermindert wirken. Sie gelangen einfach nicht oder nur in geringerem Umfang in die Zellen, die diese benötigen. Neben Nährstoffen brauchen Sie daher auf jeden Fall ausreichende Blutgefäße. Diese bekommen Sie durch Ausdauersport und das Erlernen neuer Bewegungen.

PRAXISTIPP!

Lebenslang!

- Gehen Sie mehrmals pro Woche laufen.
- Erlernen Sie neue Bewegungen: Lernen Sie tanzen, lernen Sie einen neuen Schwimmstil, erlernen Sie das Laufen auf dem Vorfuß, lernen Sie neue Sportarten. Hüpfen Sie, laufen Sie rückwärts und seitwärts. Was Sie wollen, aber beginnen Sie, sich außerhalb Ihres normalen Spektrums zu bewegen.

TIPP 57

Besser schlafen nach dem Sport

Ohne gesunden Schlaf kein gesundes Gehirn. Wenn Sie Probleme mit dem Schlafen haben, hilft Ihnen neben den richtigen Nährstoffen auch Sport. Denn körperliche Anstrengung verbessert den Schlaf und somit die Gehirngesundheit.

Durch Sport verlängern und intensivieren sich die Tiefschlafphasen. Dies liegt vor allem daran, dass Sport zur vermehrten Produktion des Wachstumshormons führt, das während des traumlosen tiefen Schlafs ausgeschüttet wird und ihn verbessert. Körperliche Anstrengung verringert außerdem Stress und Angst, zwei der typischen Schlafdiebe. Sport wirkt außerdem antidepressiv und entspannend, da während der körperlichen Anstrengung stimmungsaufhellende Neurotransmitter ausgeschüttet werden. Auch hier gilt: Wer hat, dem wird gegeben. Denn der verbesserte Schlaf führt zu weiterer Stressreduktion.

Sport macht körperlich müde! Und ein müder Körper schläft besser als einer, der nicht ausgepowert ist. Erscheint logisch, ist aber heute alles andere als selbstverständlich. Wer den ganzen Tag vor dem Bildschirm arbeitet, ist abends kopfmüde, aber nicht körpermüde, dann fällt das Schlafen schwerer. Sport hilft bei Einschlafproblemen, verbessert die Schlafqualität und -dauer und reduziert nächtliches Aufwachen. Wenn Sie erst mit dem Sporttreiben beginnen, sollten Sie nicht sofort Wunder erwarten. Die positiven Effekte stellen sich erst nach einigen Wochen ein. Um langfristig vom Sport zu profitieren, heißt es dranzubleiben. Vernachlässigen Sie Ihr Sportprogramm für einige Zeit, kann die Schlafqualität schnell wieder leiden.

Sport spätabends ist nicht zu empfehlen. Nach dem Sport sind Puls und Energiestoffwechsel erhöht, was gut für die Fitness ist, aber nicht gut fürs Schlafen. Die Körpertemperatur bleibt ebenfalls erhöht, und zwar ungefähr vier Stunden lang. Doch ihr Absinken ist die Voraussetzung fürs Schlafen. Normalerweise beginnt der Körper am späten Nachmittag die Temperatur langsam abzusenken. Daher sollten Sie am besten frühmorgens Sport treiben. Sport zu dieser Tageszeit verbessert den Schlaf besonders gut. Wenn es Ihnen nicht möglich ist, morgens sportlich aktiv zu sein, tun Sie es am Nachmittag oder Abend jedoch so früh wie möglich. Laufen Sie, fahren Sie Rad, schwimmen Sie, machen Sie Krafttraining oder treten Sie einer Gymnastikgruppe bei. Jede körperliche Anstrengung ist gut.

Besonders gut wirkt Sport draußen in Tageslicht. Die Helligkeit signalisiert dem Gehirn: Sei wach! Nur wenn es dieses Signal in hoher Intensität erhält, registriert es den Unterschied zur dunklen Nacht. Je stärker die zwei unterschiedlichen Reize, umso mehr Melatonin wird produziert. Melatonin ist das Schlafhormon. Denken Sie daran, Schlaf ist keine vertane Zeit, sondern essenziell für Ihre Gehirngesundheit.

Insbesondere ältere Menschen leiden an Schlafstörungen. In Japan ist jeder Dritte betroffen. Wissenschaftler motivierten daher ältere Menschen zu einer täglichen moderaten Trainingseinheit, beispielsweise einem schnellen, längeren Spaziergang. Bereits nach vier Wochen verbesserte sich die Schlafqualität der Versuchsteilnehmer. Zudem nahmen psychische Probleme ab. Insgesamt stieg die Lebensqualität an.[72]

TIPP 58

Stimmungsmacher Körperhaltung

Körper und Geist sind eins. Selbst die Körperhaltung wirkt sich deshalb auf die Stimmung aus. Wer traurig ist, nimmt automatisch eine gebeugte Haltung ein. Erstaunlicherweise funktioniert das System auch umgekehrt. Wer traurig ist, sich aber um eine aufrechte Körperhaltung bemüht, fühlt sich besser.

Drei Wissenschaftlerinnen der Universität Amsterdam untersuchten 229 Freiwillige. Per Zufall wurden sie in zwei Gruppen eingeteilt. Die eine Gruppe musste sich eine negative Lebenssituation vorstellen, die andere eine neutrale. Anschließend wurden die Probanden der beiden Gruppe jeweils auf drei weitere Gruppen aufgeteilt. In einer Versuchsgruppe mussten die Teilnehmer dann mit gebeugter Körperhaltung an einem Tisch sitzen. Probanden der nächsten Gruppe sollten dies in aufrechter Haltung tun. In der letzten Versuchsgruppe saßen die Teilnehmer in einer ihnen angenehmen Haltung am Tisch. Die vorgeschriebene Körperhaltung mussten sie beibehalten und währenddessen ihre Gedanken notieren.

Die Stimmung der Probanden, die sich zunächst eine neutrale Lebenssituation vorstellen mussten und dann in gebeugter Körperhaltung am Tisch saßen, sank. Besonders interessant ist das Ergebnis jener, die sich eine negative Lebenssituation vorstellen mussten: Negative Emotionen hielten länger an, wenn die Probanden entweder in gebeugter oder in gemütlicher Haltung am Tisch saßen. Diejenigen, die sich nach der Vorstellung einer negativen Situation aufrecht hinsetzen mussten, bekamen am schnellsten wieder positive Gedanken. Die Wissenschaftlerinnen schließen daraus, dass die Körperhaltung einerseits die Erholungsdauer nach negativen Erlebnissen beeinflusst. Andererseits wirkt sie sich auf das allgemeine Gefühlsleben aus. Beispielsweise verbringen Personen, die vornübergebeugt gehen oder laufen, mehr Zeit mit negativen Erinnerungen als Menschen, die aufrecht gehen.[73]

Eine aufrechte Körperhaltung hilft nicht nur dabei, wieder gute Laune zu bekommen, sondern strahlt auch Selbstbewusstsein aus. Selbstbewusstsein heißt nichts anderes, als zufrieden mit sich zu sein, also gute Laune mit sich selbst zu haben. Authentisches Selbstbewusstsein überträgt sich auf die Menschen in Ihrem Umfeld. Sie erlangen dadurch ebenfalls mehr Sicherheit und Ihre Laune steigt. Steigern Sie Ihr Selbstbewusstsein, indem Sie gerade sitzen, stehen und gehen.

PRAXISTIPP !

Aufrechte Körperhaltung!

- Achten Sie auf eine aufrechte Körperhaltung. Aufrecht bedeutet für die meisten, dass sie die Schultern etwas weiter nach hinten bewegen müssen, als sie es normalerweise tun.
- Insbesondere wenn Sie gestresst sind oder in herausfordernden Situationen stecken, richten Sie sich bewusst auf und atmen Sie mehrmals tief durch.
- Blicken Sie während des Laufens weit nach vorn und nicht direkt auf den Boden vor Ihnen. Dadurch wird sich Ihre Körperhaltung automatisch aufrichten. Entspannen Sie Ihre Schultern.

TIPP **59**

Wie Training Entzündungen heilt

Sport ist gut für die Gesundheit. Weiß jeder. Aber warum Sport gesundheitsfördernd ist, das wissen nur wenige. Oft wird vor allem der positive Effekt auf das Herz-Kreislauf-System in den Vordergrund gestellt. Was stimmt, doch Sport wirkt besonders positiv auf das Immunsystem. Da jede chronische Erkrankung mit Entzündungsreaktionen einhergeht, wirkt Sport heilend bei Alzheimer, bei MS, bei Parkinson, bei Depression und Angststörungen.

Neuste Studien zeigen, wie Sport das Immunsystem stärkt. Noch sind nicht alle Mechanismen erforscht. Aber die bekannten sind sehr beeindruckend:

Sport verändert die Anzahl der Abwehrzellen und Botenstoffe: Durch Sport verringert sich die Anzahl entzündungsfördernder Botenstoffe, vor allem der Zytokine. Zudem nimmt die Bildung von Makrophagen ab, das sind Fresszellen. Diese Fresszellen stellen normalerweise den Tumornekrosefaktor (TNFα) her, ein weiterer entzündungsfördernder Stoff. Wenn sich die Anzahl der Makrophagen reduziert, entsteht weniger TNFα. Das hat enorme Wirkung. Sinkt die Konzentration an TNFα, nehmen Entzündungen ab. Bewegungsmangel löst im Immunsystem hingegen ähnliche Reaktionen aus wie Fremdkörper, Viren oder Bakterien. Täglicher Sport bringt das System zurück ins Gleichgewicht.

Durch Muskelkontraktion entstehen entzündungshemmende Botenstoffe: Wenn der Muskel hart arbeitet, wird in seinen Zellen fast 100-mal so viel Interleukin-6 gebildet, als wenn er ruht. Interleukin-6 (IL-6) ist ein Botenstoff des Immunsystems. Steigt IL-6 an, werden mehrere andere Zytokine, die entzündungshemmend wirken, ebenfalls vermehrt gebildet. Zusätzlich hemmt IL-6 die Produktion von TNFα. Außerdem verändert sich die Genaktivität von Muskelzellen, wenn sie gefordert werden. Insbesondere sind dann Gene aktiv, die Bauanleitungen für antioxidativ wirkende Enzyme enthalten. In erster Linie entschärfen diese Enzyme freie Radikale, die natürlicherweise während des Sports entstehen. Jedoch entstehen mehr Enzyme, als für die Entsorgung der neu entstandenen Radikale gebraucht werden. So entsteht ein Überschuss. Sport hat daher insgesamt eine antioxidative Wirkung.[74]

2013 wurde in dem renommierten *British Medical Journal* eine Studie veröffentlicht, in der die Wirkung von Sport gegenüber der Einnahme von Medikamenten untersucht wurde. Die Wissenschaftler kamen zu dem Ergebnis, dass der Schutz durch Medikamente nicht besser ist als der durch Bewegung. Bei Erkrankungen der Herzkranzgefäße war Sport ähnlich effektiv wie häufig verordnete Medikamente, darunter Statine und Betablocker. Bei der Behandlung von Schlaganfallpatienten übertraf der Sport sogar die Medikamente. Das ist beeindruckend. Doch in Wahrheit wurde die Wirkung des Sports gar nicht ausreichend untersucht. Dies wird an den Studiendaten zu Schlaganfall deutlich. Der Effekt von Bewegung wurde nur bei 227 Patienten untersucht, die Wirkung von blutverdünnenden (lebensgefährlichen!) Mitteln hingegen bei weit mehr als 70 000 Menschen. Die Wissenschaftler schreiben erstaunlich selbstkritisch: »Die einseitige, auf Medikament konzentrierte Forschung führt möglicherweise dazu, dass die effektivsten Therapien unerkannt bleiben.«[75]

Sport bringt den Körper zurück in sein natürliches Gleichgewicht. Das Immunsystem wird schlagkräftiger, chronische Entzündungsreaktionen verschwinden. Medikamente können das nicht. Sie unterdrücken lediglich Symptome, doch die Auslöser der Erkrankung bleiben bestehen. Sport aber greift dort an, wo die Krankheit entsteht, im Immunsystem. Sport können Sie zudem fast kostenlos haben. Ein Paar Laufschuhe und Sportbekleidung sind günstig zu haben. Viele Fitnessstudios sind ebenfalls nicht teuer.

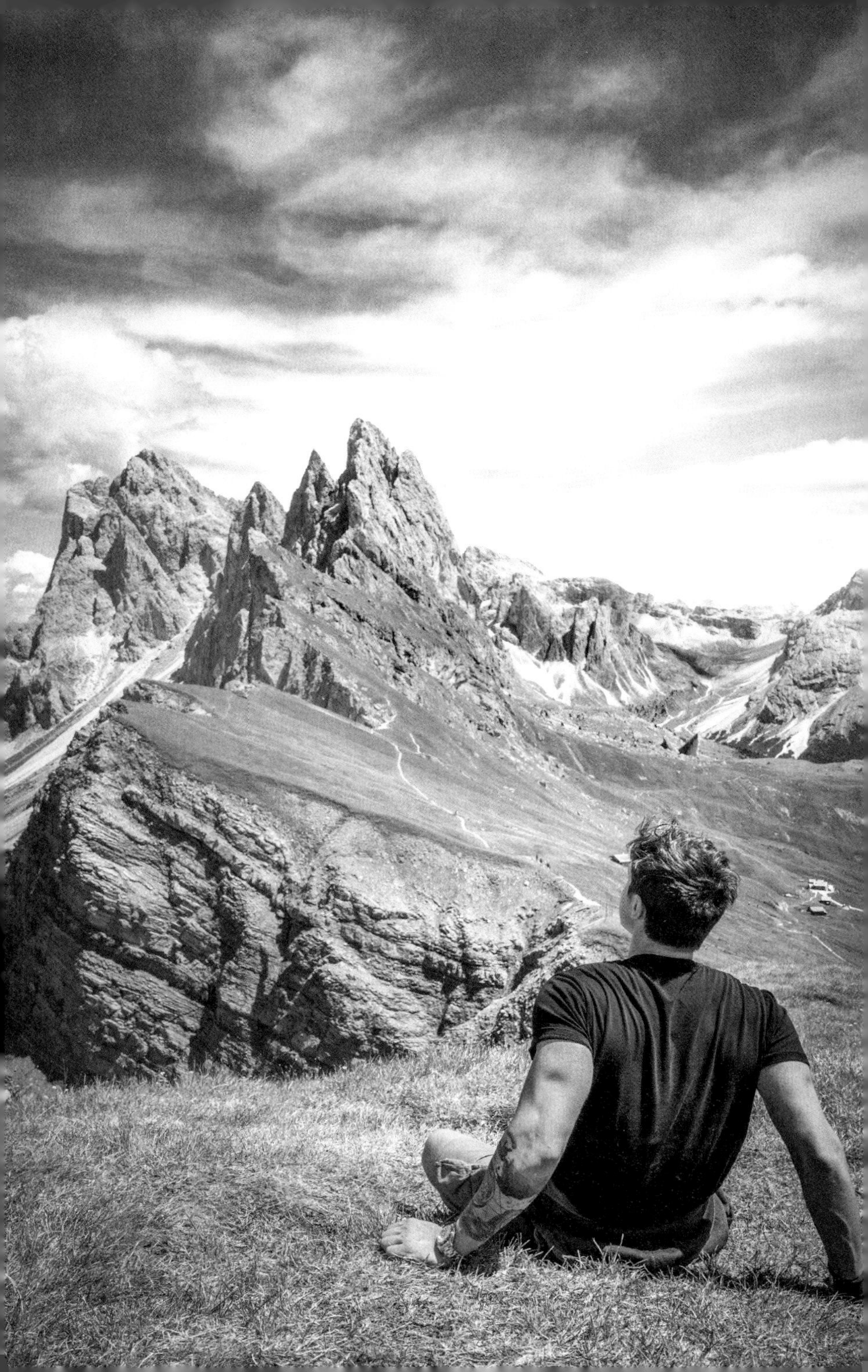

Denken verwandelt das Gehirn

Neues, anderes Denken verändert das Gehirn ebenso wie Nährstoffe und Bewegung. Damit sich das Denken ändert, müssen Sie es aber erst einmal wahrnehmen. Das lernen Sie mit Meditation. Dann ändern Sie es in kleinen Schritten und werden glücklich! Leben im Alpha-Zustand und im Flow. Herausforderungen werden Sie weiter erleben, aber Sie werden mit ihnen ganz anders umgehen. Jeder kann Glück lernen.

TIPP 60

Von der Kunst, langsam zu denken

Fast jeder Übergewichtige weiß, dass Normalgewicht besser für die Gesundheit ist. Fast jeder Raucher weiß um die gesundheitlichen Konsequenzen. Und fast jeder, der regelmäßig zu viel Alkohol trinkt, weiß, dass er es besser sein lassen sollte. Wissen reicht oft nicht, um Verhalten zu verändern. Aber die Kunst, langsam zu denken, hilft, Wissen in die Tat umzusetzen.

Warum Verhaltensänderungen so schwerfallen, liegt an den Vorgängen im Gehirn, sagt Daniel Kahnemann, Nobelpreisträger und Bestsellerautor. In seinem Buch *Schnelles Denken, langsames Denken* beschreibt er zwei vorherrschende Denkarten: System 1 und System 2. Das erste ist schnell und läuft meistens automatisch ab. Häufig wird es durch Emotionen gesteuert. Dieses System trifft einen Großteil der Entscheidungen. Wissen spielt keine Rolle. System 1 erlaubt, schnell zu handeln und bei routinierten Abläufen nicht jedes Mal aufs Neue nachdenken zu müssen. Leider gehören Essen und Bewegen zu diesen routinierten Tätigkeiten, die von System 1 gesteuert werden. System 2 wird hingegen erst aktiv, wenn der Automatismus nicht funktioniert. Oder beim Lösen schwieriger Aufgaben. System 2 ist langsam, bewusst und anstrengend.

Wenn Sie Ihr Verhalten ändern wollen, beispielsweise mit dem Laufen anzufangen oder täglich zu kochen, wird sich System 1 dagegen wehren. Denn dies sind alles Gewohnheiten, für die System 1 zuständig ist. Um Ihr Verhalten zu ändern, müssen die Entscheidungen hinsichtlich des Essens oder Laufens einige Zeit von System 2 übernommen werden, bewusst und langsam. Es hilft, wenn Sie bereits am Vorabend beschließen, laufen zu gehen, und die Schuhe schon vorm Bett stehen. Beim Essen treffen Sie ebenfalls Stunden, bevor Sie Hunger bekommen, die Entscheidung, was Sie essen werden. Viele bewusste, langsame Entscheidungen sind nötig, damit sich eine neue Routine bildet. In dieser Zeit werden Sie innerlich immer wieder gegen System 1 ankämpfen müssen. Wenn Sie bislang keinen Sport gemacht haben, wird System 1 Sie täglich überzeugen wollen, dass Sie auch weiterhin auf den Sport verzichten sollten. Dann brauchen Sie System 2. Langsam denkend motivieren Sie sich zum Laufen. Mit jedem erfolgreichen Lauf formen Sie Ihr System 1 um. Nach einiger Zeit wird Laufen Ihr neuer Automatismus sein. Dann denken Sie nicht mehr darüber nach, ob Sie laufen wollen oder nicht, Sie gehen einfach. Sie denken nicht mehr darüber nach, ob Sie kochen wollen, Sie tun es, weil Sie sich neue Routinen angeeignet haben. Dann trifft wieder System 1 die Entscheidungen.

Natürlich sind die Abläufe im Gehirn etwas komplexer, aber die grundlegende Unterscheidung in System 1 und 2 trifft zu. Das können Sie bei sich selbst beobachten. Und das Bild der beiden Systeme ist außerordentlich hilfreich. Wenn Sie sich wieder ärgern, dass Sie doch beim Kuchen zugegriffen haben, wissen Sie, es war System 1. Dann wissen Sie auch, dass Sie bei der nächsten Versuchung eine klare und langsame Entscheidung treffen müssen.

PRAXISTIPP !

System 2 einschalten

- Etablieren Sie klare Bilder!
  - Das will ich essen: ______________________________
  - So viel Sport will ich treiben: ______________________
- Vor jeder Frage »Laufen – ja oder nein?« beziehungsweise »Pizza – ja oder nein?« vergleichen Sie Ihre Entscheidung mit Ihrem Wunschbild.

TIPP 61

Alpha-Wellen: Glück ist trainierbar

Nervenzellen erzeugen einen minimalen elektrischen Strom. Er breitet sich in Impulsen aus. Die Impulse addieren sich zu Frequenzen, die messbar sind. Je nach Art Ihrer Gehirnfrequenz fühlen Sie sich besser oder schlechter. Sie sind konzentrierter und kreativer oder gestresst. Selbst Ihre Wahrnehmung verändert sich abhängig davon, in welcher Frequenz Ihre Nervenzellen schwingen.

Beta-Wellen: Dieser Zustand wird als der normale angenommen. Er tritt während Wachphasen auf, kommt aber auch in Stress- oder Angstzuständen vor. Viele Verhaltensweisen laufen automatisiert ab. Frequenzen im Beta-Bereich sind mit dem System 1 von Kahnemann vergleichbar. In alltäglichen Situationen ist der Zugang zu Gefühlen in diesem Frequenzbereich nicht möglich. Jugendliche sind tagsüber oft im Beta-Zustand.

Alpha-Wellen: Personen in diesem Zustand sind ruhig und entspannt, gleichzeitig aber konzentriert oder kreativ. Gedankengänge und Verhaltensweisen, die unbewusst verlaufen, wenn Beta-Wellen vorherrschen, werden im Alpha-Bereich bewusst wahrgenommen. Der Alpha-Zustand ist vergleichbar mit System 2 von Kahnemann. Die meisten Menschen erleben ihn nur beim Übergang vom Wach- zum Schlafzustand. Alpha-Wellen sind jedoch trainierbar, und zwar durch Meditation. Mit etwas Übung ist es möglich, auch während normaler Aktivitäten im Alpha-Zustand zu bleiben. Wenn die Gehirnwellen im Alpha-Bereich liegen, steigen das Erinnerungsvermögen und die Lernfähigkeit. Während des Alpha-Zustandes schütten Nervenzellen vermehrt glücklich machende Botenstoffe aus. Kinder sind tagsüber häufig im Alpha-Zustand.

Theta-Wellen: Diese Frequenz ist für den leichten Schlaf und die Traumphasen (REM-Schlaf) typisch. Theta-Wellen führen zu einer tiefen Entspannung. Säuglinge und Kleinkinder befinden sich häufig im Theta-Zustand.

Delta-Wellen: Sie sind typisch für die traumlosen Tiefschlafphasen.

Ein jeder eignet sich im Laufe seines Lebens Verhaltensweisen an, die automatisiert ablaufen. Das Gehirn spult sie im Beta-Zustand tagein, tagaus ab. Die meisten Menschen reagieren, während sie sich mit anderen unterhalten, vollkommen automatisiert. Persönlichkeitsmerkmale sind ebenfalls erlernte und dann automatisierte Verhaltensweisen. Zu den automatisierten Abläufen gehören auch die meisten Gedanken. Fast alle Menschen denken immer wieder die gleichen Gedanken, ohne sich dessen bewusst zu sein. Der Automatismus entscheidet, wie Sie über andere Menschen und über sich selbst denken. Der Automatismus bestimmt, wie Sie Ihr Leben erleben. Um glücklicher zu werden, ist es meist erforderlich, das Denken über sich selbst, über andere und über die Ereignisse in der Welt zu ändern. Dafür müssen die Automatismen zunächst erkannt und dann bewusst geändert werden. Im Alpha-Zustand ist das einfacher.

● ● ● SELBST-CHECK ● ● ●

Erlebe ich Alpha-Wellen?

Ich kann meine Gefühle beobachten und benennen.	j	n
Ich finde Musik im Hintergrund irritierend.	j	n
Ich arbeite konzentriert und bin dabei gleichzeitig entspannt.	j	n
Ich bleibe in schwierigen Situationen gelassen.	j	n
Ich bin selten gestresst.	j	n

Ich erziele in kurzer Zeit gute Arbeitsergebnisse.	j	n
Ich bin mir meines Verhaltens bewusst.	j	n

Je häufiger Sie mit Ja geantwortet haben, umso eher erleben Sie den Alpha-Zustand.

PRAXISTIPP!

Alpha-Zustand trainieren

- Jede Art der Achtsamkeitsmeditation trainiert den Alpha-Zustand. Zu Achtsamkeitsmeditationen zählen:
    - Konzentration auf Körperempfindungen.
    - Ein- und Ausatmen beobachten.
    - Aufsteigende Gedanken wahrnehmen, aber nicht verändern.
- Diese Meditationsarten und viele andere verbessern nach einiger Zeit der Praxis die Aufmerksamkeit. Gefühle und Gedanken werden bewusst. Erst wenn sie bewusst sind, können Sie sie in kleinen Schritten verändern. Das erleichtert Verhaltensänderungen.

Viele Übungen hierzu finden Sie in dem Buch *Arsch hoch beginnt im Kopf* von Ulrich G. Strunz, Ariston Verlag, 2019.

TIPP **62**

Vermeiden Sie Informationsmüll

Nachrichten sind für das Gehirn das, was Zucker für den Körper ist. Sie machen abhängig und sind schädlich. Sie lassen negative Weltbilder und Angst entstehen. Die meisten Menschen sind süchtig nach Zucker und anderen Kohlenhydraten, ohne es zu merken. Genauso sind die meisten Menschen ununterbrochen hungrig nach neuen Informationen, nach Nachrichten.

Rolf Dobelli beschreibt es in seinem Buch *Die Kunst des klaren Denkens* deutlich. Schlechte oder angstmachende Nachrichten triggern das limbische System. Das ist ein spezieller Teil des Gehirns, in dem Emotionen und triebhaftes Verhalten generiert werden. Das limbische System ist ein sehr alter Teil des Gehirns. Das heißt, ihn gibt es auch bei Tieren, die nicht so hoch entwickelt sind wie der Mensch. Das limbische System reagiert mit Flucht oder Angriff auf bedrohliche Situationen. Wenn das limbische System aktiv ist, sind überlegte Reaktionen fast unmöglich. Das alte System hat auch seine guten Seiten. Es ermöglicht dem Menschen, in gefährlichen Situationen schnell zu handeln. Wird es jedoch durch angstmachende Nachrichten ständig aktiviert, so ist es chronisch erregt. Es reagiert dann in Situationen, die gar nicht so bedrohlich sind, ebenfalls mit Flucht oder Angriff.

Wenn Sie im Fernsehen oder in der Zeitung von Kriegen, politischen Konflikten oder Umweltzerstörungen erfahren, ist neben dem limbischen System auch das Stresshormon Cortisol aktiv. Es wird vermehrt ausgeschüttet. Cortisol lässt die Stimmung sinken und schwächt das Immunsystem. Bei hohen Cortisolspiegeln wird zudem weniger Wachstumshormon freigesetzt. Gehirnzellen werden dann nicht mehr ordnungsgemäß repariert oder neu gebildet. Cortisol verschlechtert außerdem die Verdauung und steigert Nervosität. Das Hormon führt zu Angst, Aggression, zu Tunnelblick und macht unsensibel gegenüber dem Leid anderer. Zu viele Horrormeldungen stumpfen daher ab und lassen Menschen untätig Missstände akzeptieren.

Neben schlechten Nachrichten aus aller Welt schädigen auch gewaltvolle Filme oder Romane das Gehirn. Durch das Ansehen oder Lesen solcher Geschichten kann es in herausfordernden Situationen sogar zu kognitiven Fehlern kommen. Denn wer sich geistig viel mit Gewalt und Schrecken befasst, der interpretiert die Ereignisse in seinem Leben ebenfalls mehr in diese Richtung als jemand, der das nicht tut. Die Wahrnehmung ist verzerrt, negative Aspekte erhalten zu viel Gewicht. Die verzerrte Wahrnehmung erschwert es, sinnvolle Entscheidungen zu treffen.

Ein Großteil der Nachrichten ist für das persönliche Leben nicht relevant. Ob Sie über eine Krise Bescheid wissen oder nicht, ändert nichts am Krisenort. Anders ist es, wenn Sie Informationen für Ihre bewussten Handlungen nutzen, beispielsweise sich für oder gegen eine Partei entscheiden. Oder wenn Sie selbst aktiv werden, in der Friedensarbeit, in der Politik, im Umweltschutz.

Das Gehirn liebt neue Informationen, aber unterscheidet oft nicht zwischen relevant und nur neu. Meine News unter www.strunz.com sind relevant. Sie helfen Ihnen, Ihr Leben zu verbessern.

PRAXISTIPP !

Unterscheiden Sie zwischen neu und relevant

- Bevor Sie Nachrichten sehen oder Artikel in Wochen- oder Tageszeitungen lesen, fragen Sie sich Folgendes:
    - Sind die erwarteten Information für mein Leben relevant?
    - Helfen sie mir, ein besseres Leben zu führen?
- Nur wenn Sie diese Fragen mit Ja beantworten können, lesen Sie den Artikel oder schauen sich die Nachrichten an.

TIPP 63

Denken Sie gut von sich

Wie Sie über sich denken, haben Sie gelernt. Oft hat es wenig mit objektiven Fakten zu tun. Unbewusst übernimmt ein jeder, was Eltern, Lehrer oder Freunde über einen denken. Doch die Einschätzung dieser Personen hat wiederum sehr wenig mit der Realität zu tun. Meistens übertragen Menschen ihre eigenen Selbstbilder unbewusst auf andere. Mütter und Väter mit geringem Selbstwertgefühl werden selten ihren Kindern das Gefühl geben können, dass sie richtig und gut sind. Leider formen diese übernommenen Ansichten Ihr Leben. Doch Sie können den Teufelskreis durchbrechen, indem Sie bewusst gut von sich denken.

Wer negativ über sich selbst denkt oder ein geringes Selbstwertgefühl hat, büßt häufig Lebensqualität ein. Damit das Selbstwertgefühl steigt, suchen viele unbewusst nach Bestätigung von anderen Menschen durch beruflichen oder sportlichen Erfolg, durch Schönheit oder andere Qualitäten. Dies funktioniert jedoch nur für einen kurzen Moment, wenn überhaupt. Danach herrscht das geringe Selbstwertgefühl wieder vor. Sie können negative Selbstbilder überwinden, indem Sie lernen, gut von sich zu denken. Dann wird sogar die Meinung anderer egal sein. Der Wunsch nach Anerkennung verschwindet ebenfalls.

Geringes Selbstwertgefühl oder negative Selbstkonzepte können sogar zur Entwicklung von Angststörungen oder Depressionen beitragen. Auch steigt die Gefahr, in ungesunden Beziehungen zu verweilen, Drogen oder Alkohol zu konsumieren, Essstörungen zu entwickeln oder Schönheitsoperationen durchführen zu lassen. Negatives Denken erschwert, Entscheidungen zu treffen sowie hilfreiche Lösungen zu finden.

Mit einem positiven Selbstwertgefühl fällt ein gesunder Lebensstil leicht. Wer sich wertvoll fühlt, sorgt für sich, kocht für sich, nimmt sich Zeit zu schlafen und versorgt sich mit allen Nährstoffen, die er braucht.

Wer ein geringes Selbstwertgefühl hat, der sucht nach Anerkennung von anderen, der macht beispielsweise Überstunden, anstatt für seine Gesundheit zu sorgen.

Jeder kann sein Selbstbild und sein Selbstwertgefühl ändern. Es ist schließlich bar jeder Tatsache entstanden. Entwickeln Sie ein positives Bild von sich und konzentrieren Sie sich auf Ereignisse, die bestätigen, dass Sie ein wertvoller und guter Mensch sind. Meist gelingt das nicht von einem Tag zum anderen, doch Dranbleiben lohnt sich. Ein positives Selbstbild ist eines der wertvollsten Geschenke, das Sie sich selbst geben können. Wer gut von sich denkt, meistert Probleme eher und bleibt glücklich. Wer schlecht von sich denkt, kann schneller überfordert sein. Der Gedanke, eine Krankheit verdient zu haben, tritt eher bei negativem Selbstbild auf. Dieser Glaubenssatz kann zu Untätigkeit führen. Dann werden wichtige Schritte zur Heilung einfach nicht gegangen. Wer hingegen gut von sich denkt, versteht eine Krankheit viel eher als Weckruf. Als Aufforderung, Dinge zu ändern oder das Leben anders zu sehen. Bei schweren Unfällen oder weit fortgeschrittenen Krankheiten ist körperliche Heilung nicht immer möglich. Aber die Einstellung zum Leben kann sich immer ändern. Ich weiß, wovon ich spreche. Ich bin nicht mehr derselbe seit meinem schweren Fahrradunfall.

Die meisten Gedanken sind äußerst repetitiv. Das heißt, Sie denken immer wieder Ähnliches über sich selbst, über andere oder die Welt. Vielleicht denken Sie oft, dass Sie schneller oder mehr arbeiten sollten. Je häufiger Sie das denken, umso schlechter denken Sie von sich selbst. Denn Sie bezeichnen sich damit ja als langsam. Der Gedanke kann sich so tief eingraben, dass er bleibt, selbst wenn Sie Ihre Arbeitsgeschwindigkeit verdoppeln. So einen Gedanken sollten Sie umwandeln. Wenn Sie ihn bemerken, dann sagen Sie sich stattdessen, dass Sie so schnell arbeiten, wie Sie können, und dass das Tempo gut ist. Sobald Sie sich bei weiteren Selbstzweifeln oder anderer Selbstkritik ertappen, suchen Sie nach Gegenargumenten. Wenn Sie beispielsweise denken, dass Sie in Ihrem Leben bislang nicht viel erreicht haben, dann zählen Sie innerlich auf, was Sie alles erreicht haben. Aber vergleichen Sie sich nicht mit anderen, jeder Mensch ist anders. Wichtig ist, was

Sie in Ihrer individuellen Situation erreicht haben. Wenn Sie sich das verdeutlichen, werden Sie sicherlich fündig. Davon bin ich überzeugt. Wenn Sie beispielsweise denken, dass Sie vom Schicksal schwer getroffen wurden, dann verdeutlichen Sie sich, in welchen Situationen Sie bereits Glück hatten. Auch hier werden Sie fündig. Wiederholen Sie in Gedanken immer wieder Ihre neuen Erkenntnisse über sich. Damit überschreiben Sie die alten, negativen Einstellungen.

PRAXISTIPP!

Positiv denken

Wenn Sie negativ von sich selbst denken, halten Sie inne und stellen Sie sich folgende Fragen:

- Was genau habe ich gerade gedacht?
- Stimmt das?
- Welche Ereignisse widersprechen diesem Gedanken?
- Wie möchte ich stattdessen über mich denken?

TIPP 64

Leben Sie im Flow

Das Leben im Flow – ein wunderbarer Zustand, der uns bei längerem Joggen überkommt: dieses Gefühl des Abhebens, des Fliegens, des Sich-vom-Körper-Trennens, der absoluten Leichtigkeit. Passiert immer dann, wenn der Mensch – meist unbeabsichtigt – in das Hier und Jetzt rutscht. Sich ganz auf seine Tätigkeit, wie zum Beispiel das Laufen, konzentriert. In der Tätigkeit aufgeht. Passiert häufig bei Berufen, in denen die Sache einen zwingt, sich zu konzentrieren: Chirurgen, Dirigenten und so weiter.

Voraussetzung für Flow ist Konzentration. Wie alles andere kann man diese rare Fähigkeit üben, durch Meditation. Durch die Konzentration auf ein Wort, einen Satz, ein Körpergefühl oder den Atem. Konzentration, oder auch modern Achtsamkeit genannt, macht glücklich. Das ist in den östlichen Kulturen seit Tausenden von Jahren bekannt. Konzentration macht nicht nur glücklich, sondern verlängert die Telomere. Das hat die moderne westliche Wissenschaft herausgefunden. Telomere sind sich wiederholende DNA-Frequenzen, die sich an den Enden der Chromosomen befinden. Sie sind für die Stabilität der Chromosomen zuständig. Je länger sie sind, desto stabiler die aufgewickelte DNA, und zwar in jeder Zelle. Lange Telomere sind das Zeichen ewiger Jugend.

Die Nobelpreisträgerin Elizabeth Blackburn, die für ihre Forschung über Telomere ausgezeichnet wurde, hat 239 gesunde Frauen studiert. Die einen berichteten, dass sie sich nur schwer konzentrieren könnten, ständig abschweifen würden, nie bei der Sache wären. Die anderen konnten sich lange konzentrieren und ließen sich kaum ablenken. Bei beiden Gruppen wurde die Länge der Telomere bestimmt. Frau Professor Blackburn fand heraus, dass Menschen mit der Fähigkeit anhaltender Konzentration längere Telomere hatten.[76] Seit langem ist bekannt, dass kurze Telomere mit chronischen Krankheiten wie Krebs oder Herz-Kreislauf-Erkrankungen einhergehen. Nun zeigt sich, dass Telomere auch eine entscheidende Rolle im Schutz der Nervenzellen vor dem Zelltod haben. Kurze Telomere finden sich daher bei chronischen Gehirnerkrankungen, nachgemessen bei Patienten mit Alzheimer oder ALS. Selbst bei Personen, die an Stimmungsschwankungen, an Depression oder Schizophrenie leiden, fanden die Wissenschaftler kürzere Telomere als bei Gesunden.[77]

Das Leben im Flow verlängert also Ihre Telomere, schützt Sie vor Gehirnerkrankungen. Doch nicht nur Konzentration, also Meditation, schützt die Endkappen Ihrer Chromosomen, sondern auch Nahrungsergänzungsmittel und Sport. Alles wissenschaftlich bewiesen.

PRAXISTIPP

Lernen Sie Flow

Konzentrieren Sie sich auf das Jetzt:

- Wenn Sie Ihre Kinder in den Arm nehmen oder mit ihnen spielen, konzentrieren Sie sich ganz auf sie. Sobald Sie geistig bei Ihrer Arbeit landen, lassen Sie den Gedanken fallen und konzentrieren Sie sich wieder auf Ihre Kinder.
- Wenn Sie sich unterhalten, hören Sie aufmerksam zu. Beobachten Sie Ihren Gesprächspartner sowie sich selbst.
- Wenn Sie arbeiten, bleiben Sie bei der Sache. Surfen Sie nicht mal kurz im Internet oder planen Sie nicht gedanklich bereits das Wochenende. Konzentrieren Sie sich auf Ihre Tätigkeit, so lange, bis sie vollbracht ist.
- Legen Sie Pausen ein. Während der Pause schulen Sie weiter Ihre Konzentrationsfähigkeit. Konzentrieren Sie sich auf Ihren Atem oder auf einen ausgewählten Gedanken.

TIPP 65

Meditation verändert das Gehirn

Es gibt viele Arten von Meditationen, tatsächlich haben sie fast alle eines als Ziel: Sie steigern die Konzentration. Egal ob Sie sich auf Ihren Atem konzentrieren oder beim Laufen Ihre Gedanken mit erhöhter Wachsamkeit wahrnehmen. Mit der gesteigerten Konzentration können Sie Gedanken bewusst steuern, das führt zu Gelassenheit und Glück. Meditation hinterlässt sogar messbare Veränderungen im Gehirn.

Wissenschaftler aus Jena und Australien haben die Scans von 50 Personen, die seit Jahren meditieren, mit Scans von 50 weiteren Personen ohne Meditationserfahrung verglichen. Die Forscher ermittelten das biologische Alter der Gehirne. Die Probanden beider Gruppen waren mindestens 50 Jahre alt. Die Gehirne der Meditierenden waren durchschnittlich 7,5 Jahre jünger als die der untersuchten Personen, die nicht meditierten. Es wurde somit nachgewiesen, dass die Abnahme an Gehirnzellen im Alter durch Meditation verringert wird. Meditation hält das Gehirn fit.[78]

Patienten mit Depressionen profitieren ebenfalls von Meditation. Während Depressionen ist der Hippocampus hyperaktiv. Außerdem ist die Anzahl der Nervenzellen in dieser Hirnregion im Vergleich zu Gesunden verringert. Durch Meditation nimmt die Menge an Nervenzellen messbar zu und auch die Zellen im Hippocampus reagieren ruhiger. Die Amygdala ist bei Menschen, die an Depressionen leiden, häufig ebenfalls verändert. Dieser Teil des Gehirns ist vor allem für die emotionale Bewertung von Situationen zuständig. Insbesondere entstehen hier die Gefühle von Angst oder Aggression. Bei Personen mit Depressionen ist die Anzahl an Mikrogliazellen in der Amygdala reduziert. Das heißt, den Nervenzellen fehlen die wichtigen Unterstützerzellen. Die Zellen, die nachts Schadstoffe wegspülen und die das Immunsystem des Gehirns bilden. Gleichzeitig sind die Nervenzellen in der Amygdala insgesamt aktiver als bei Gesunden. Durch Meditation finden die Nervenzellen in diesem Teil des Gehirns wieder in ihre natürliche Balance.

Zudem führt Meditation dazu, dass weniger oxidativer Stress im Gehirn entsteht. Die Anzahl freier Radikale, die Zellen, Mitochondrien und DNA angreifen, verringert sich. Außerdem steigt die Konzentration an Glutathion und anderen Antioxidantien, was den oxidativen Stress weiter reduziert. Entzündungsreaktionen entstehen erst gar nicht oder nehmen ab. Meditation unterstützt daher die Heilung von Gehirnerkrankungen. Wenn Sie mit dem Meditieren beginnen, bevor Sie an chronischen Erkrankungen leiden, bleibt Ihr Gehirn eher jung und gesund.

PRAXISTIPP !

Meditieren Sie täglich

- Nehmen Sie sich täglich 10 bis 45 Minuten Zeit für Meditation.
- Setzen Sie sich aufrecht hin. Die Sitzposition sollte angenehm sein.
- Konzentrieren Sie sich auf Ihren Atem oder ein Kunstwort. Mein liebstes ist IOMAN. Oder konzentrieren Sie sich auf einen ausgewählten Gedanken, den Sie ständig wiederholen. Sobald Sie bemerken, dass Ihre Gedanken sich mit anderen Dingen beschäftigen, holen Sie sie zurück. Konzentrieren Sie sich aufs Neue wieder auf Ihren Atem, ein Kunstwort oder einen ausgewählten Gedanken.

TIPP 66

Nehmen Sie Ihre Gedanken wahr

Jeder Mensch entwickelt Einstellungen und Glaubenssätze im Zuge seines Lebens. Typische sind »Das ist nichts für mich« oder »Das Leben ist hart« oder »Ich bin nicht gut genug« oder »Das ist eben nun mal so«. Einstellungen und Glaubenssätze sind größtenteils im Unterbewusstsein gespeichert. Auf ihrer Grundlage interpretiert ein jeder dann die Gegenwart. In einigen Momenten zeigen sich Einstellungen und Glaubenssätze in Form von wahrnehmbaren Gedanken. Sie wahrzunehmen ist der erste Schritt, um sie langfristig zu ändern.

Die meisten Menschen sind sich nicht bewusst, wie sehr sie vom Unterbewusstsein gesteuert werden. Das liegt in der Natur der Sache, heißt ja auch Unterbewusstsein. Autofahren verdeutlicht es besonders gut. Jeder, der regelmäßig Auto fährt, denkt nicht darüber nach, was er macht. Kuppeln, Schalten, Gas geben, Bremsen, selbst viele Regeln im Straßenverkehr haben sich aufgrund der vielen Wiederholungen vollkommen ins Unterbewusstsein eingegraben. Das Programm Autofahren läuft automatisch ab. Genauso wie sich das Autofahren automatisiert, steuert das Unterbewusstsein auch die meisten Verhaltensweisen. Wie Sie beispielsweise mit Ihrer Familie umgehen oder wie Sie sich in Gruppen benehmen. Ihre Reaktion auf Kritik ist automatisiert, genauso wie das, was Sie von anderen Menschen im Kontakt mit ihnen erwarten. Das Unterbewusstsein entscheidet sogar über Ihr Selbstbild. Alles gespeichert, alles nicht bewusst. Die Programme laufen jedoch jeden Tag im Hintergrund ab und haben einen großen Einfluss darauf, wie Sie emotional reagieren.

Stress zum Beispiel. Viele leiden darunter, viele wollen ihn nicht haben. Aber gleichzeitig sind viele stolz auf ihren Stress. Unbewusst natürlich. Stressstolze – auch ich war einst so einer. Beschäftigt sein wird unbewusst gleichgesetzt mit erfolgreich sein. Je beschäftigter man ist, umso erfolgreicher. Im Freundeskreis wird damit geprahlt, wie viel man zu tun hat, oft in der Hoffnung auf Anerkennung. Mit diesem unbewussten Glaubenssatz ist es schwer, bei Burn-out kürzerzutreten. Denn das würde dann ja bedeuten, dass man weniger erfolgreich ist, weniger wert ist, von anderen nicht mehr so viel Anerkennung bekommt. Um diese Glaubenssätze zu ändern, ist es wichtig, die Gedanken, die das Beschäftigtsein begleiten, überhaupt erst einmal wahrzunehmen. Wie fühlen Sie sich, wenn Sie über Ihr Beschäftigtsein sprechen? Sind Sie stolz? Das ist ein Anzeichen, dass Sie diesen Glaubenssatz in sich tragen.

Wenn Ihr Gehirn im Frequenzbereich der Beta-Wellen arbeitet, bleiben viele Einstellungen und Glaubenssätze im Unterbewusstsein verborgen. Der Beta-Zustand gilt als der normale. Ich lebe meist im Alpha-Zustand. Können Sie ebenso, können Sie trainieren. Im Alpha-Zustand verschiebt sich die Grenze zwischen Bewusstsein und Unterbewusstsein. In immer mehr Situationen werden Sie Ihre einst automatisierten Programme bewusst wahrnehmen. Wenn Sie über Ihr Beschäftigsein berichten, realisieren Sie im Alpha-Zustand plötzlich Ihre Einstellungen dazu. Wenn Sie diese wahrnehmen, können Sie sie auch verändern.

Um in den Alpha-Zustand zu kommen, braucht Ihr Gehirn alle essenziellen Nährstoffe, Ausdauer- und Kraftsport sowie Meditation. Meditation als Konzentrationsübung. Zusätzlich hilft es, wenn Sie sich zwischendurch selbst fragen, was Sie denken und was Sie fühlen.

PRAXISTIPP !

Gedanken-Meditation

- Nehmen Sie während Ihrer Meditation aufkommende Gedanken bewusst wahr.
- Nehmen Sie die Gedanken wertfrei wahr. Jeder Gedanke ist willkommen.

TIPP 67

Glauben Sie nicht jedem Gedanken

Um die Programme aus dem Unterbewusstsein zu ändern, muss man sie zuerst wahrnehmen können, wie im letzten Tipp beschrieben. Als Nächstes steht die Umprogrammierung an. Dazu ist es wichtig, das bisherige Programm infrage zu stellen und nicht jedem Ihrer Gedanken Glauben zu schenken.

Wenn Sie beispielsweise mittlerweile Ihre Glaubenssätze hinter dem Beschäftigtsein wahrnehmen, können Sie sie infrage stellen. Macht Ihr Stress Sie wirklich zu einem wichtigeren Menschen? Gehört Stress wirklich zum Erfolg dazu? Wenn Sie mithilfe dieser und weiterer Fragen Ihre Glaubenssätze ändern, wird es Ihnen anschließend möglich sein, Ihr Verhalten ebenfalls zu ändern. Solange Ihr Unterbewusstsein mit alten Programmen aktiv ist, sind Verhaltensänderungen sehr schwer. Denn die Programme bestimmen größtenteils das Handeln und nicht das Wissen. Dass Stress ungesund ist, weiß fast jeder. Stressrealisten glauben nicht mehr, dass sie wichtiger oder besser sind als ihre Mitmenschen, die keinen Stress haben. Sie spüren, dass es zu einer der wichtigsten Aufgaben gehört, sich ein Leben mit möglichst wenig Stress zu erschaffen. Denn Stress macht auf Dauer krank. Stress führt zu chronischen Erkrankungen und frühzeitigem Tod.

Stress ist nur ein Beispiel. Negative Einstellungen und Glaubenssätze lassen Sie leiden, emotional oder körperlich. Ihnen dürfen sie nicht weiter glauben. Lernen Sie, diese Einstellungen und Glaubenssätze zunächst wahrzunehmen und dann infrage zu stellen. Das Infragestellen ist ein wichtiger Schritt, um Glaubenssätzen die Macht zu nehmen. Würden Sie beispielsweise die Annahme, dass Stress zu Erfolg führt, nicht infrage stellen und zusätzlich den Gedanken wiederholen, dass Stress krank macht, befinden Sie sich in einem Glaubenssatz-Dilemma. Denn einerseits wollen Sie weiterhin erfolgreich sein und können daher den Stress nicht abstellen, da ihr Glaubenssatz Stress weiterhin mit etwas Positivem assoziiert wird. Andererseits entwickeln Sie eine Angst vor den Folgen des Stresses. Daher müssen Sie den ersten Glaubenssatz zunächst infrage stellen. Definieren Sie beispielsweise Erfolg neu. Erfolg kann auch bedeuten, dass Sie ausreichend Zeit haben, um sich um Ihre Gesundheit und Ihr Glück zu kümmern. Auf diese Weise programmieren Sie langsam Ihr Unterbewusstsein um.

PRAXISTIPP

Glaubenssätze ändern

- Wenn Sie ängstlich oder gestresst sind, Minderwertigkeits- oder Schuldgefühle haben, überlegen Sie, welche Ihrer unbewussten Annahmen zu dem Gefühl führen.
- Denken Sie sich neue Annahmen aus, bei denen sich Ihre Angst, Ihr Stress oder andere negative Gefühle verringern.
- Wiederholen Sie Ihre neuen Annahmen so häufig wie möglich.

TIPP **68**

Wann Therapien und Coachings helfen

In der modernen Psychologie existieren viele Arten von Therapien. In der Vergangenheit kramen, Gefühle zulassen, Gefühle künstlerisch ausdrücken und vieles mehr. Doch hilft das? Hilft es, wenn Sie erkennen, dass Ihre derzeitigen Probleme darauf beruhen, dass sich Ihre Eltern nicht ausreichend um Sie kümmern konnten? Therapien und Coachings helfen meiner Meinung nach nur, wenn Sie lernen, selbst Verantwortung für Ihre Gefühle zu übernehmen.

Die meisten Menschen übernehmen keine Eigenverantwortung. An ihren Problemen sind andere schuld. Oder die soziale Lage. Die kaputte Ehe. Die missratenen Sprösslinge. Der böse Chef. Die unfairen Freunde. Therapien und Coachings helfen, wenn Sie diese Entschuldigungen nicht mehr zulassen. Ein Therapeut oder ein Coach sollte Sie daher in den folgenden Punkten unterstützen:

1. Ihnen beibringen, wie sich Ihre Gedanken und Ihre Träume ständig um das Glück drehen. Denn nur wenn Glück das höchste Ziel im Leben ist, werden Sie in der Lage sein, Ihre Aktivitäten dahingehend auszurichten.

2. Ihnen verdeutlichen, was Glück heißt. Glück resultiert nicht aus dem, was das Leben uns gibt. Sonnenschein oder Regen. Gesundheit oder Verletzungen. Es ist eine Frage der Perspektive, mit der man an das herangeht, was das Leben einem hinwirft. Glück ist das Gefühl, sich allen noch so schweren Herausforderungen gewachsen zu fühlen. Glück ist emotionale Stabilität, egal was passiert. Nicht die schönen Situationen lehren uns Glück, sondern die herausfordernden. Wenn es einfach ist, sind wir automatisch glücklich. Herausforderungen sind hingegen die wahren Lehrmeister und sollten daher auch als solche dankbar angenommen werden. Wirkliches Glück entsteht nur, wenn wir herausfordernde Situationen ebenso wertschätzen wie leichte.

3. Innere Dialoge wahrnehmen und ändern. Die wenigsten leiden an dem, was das Leben ihnen gibt, sondern daran, wie sie darüber denken. Sie leiden an dem endlosen Gedankenstrom, der alles, was sie und andere tun, kommentiert und kritisiert. Meist negativ. Ein guter Therapeut oder Coach lehrt Sie, diese Dialoge in positive umzuwandeln.

Lernen Sie mit oder ohne die Hilfe eines Therapeuten die gnadenlose Selbstverantwortung. Auf diese Weise überwinden Sie Ihre Probleme und werden glücklich. Sie allein sind für Ihre Gefühle und Ihr Glück verantwortlich.

PRAXISTIPP !

Gnadenloses Akzeptieren

Wenn Ihnen das Leben eine herausfordernde Situation hinwirft, können Sie wie folgt vorgehen:

- Sie sagen innerlich Ja zu der Situation.
- Sie überlegen sich, was Sie aus der Situation lernen können:
  - Stehen Verhaltensänderungen an?
  - Wenn ja, welche?
  - Oder ist es vielleicht sinnvoll, dass Sie Ihre Einstellung ändern?
  - Wenn ja, wie?

TIPP 69

Verhaltensmuster ändern

Die folgenden fünf Stufen werden Ihnen helfen, Ihr Verhalten dauerhaft zu ändern. Ursprünglich wurden sie für Raucher entwickelt, die ihrer Sucht ein Ende setzen wollten.

Den ersten Schritt haben Sie bereits erfolgreich absolviert, sonst hätten Sie dieses Buch nicht bis zu dieser Stelle gelesen. Ihn zu kennen ist trotzdem hilfreich.

1. Vor der Reflexion: Auf dieser Stufe haben Sie noch nicht ernsthaft darüber nachgedacht, Ihr Verhalten zu ändern. Doch in Gesprächen mit Freunden oder mit Ihrem Arzt wurden Sie darauf aufmerksam gemacht, dass Ihnen Veränderungen guttun würden. Auch Reportagen im Fernsehen oder in Zeitschriften können Ihnen ähnliche Botschaften übermittelt haben. Bislang haben Sie sie abgewimmelt, Ihr Übergewicht oder Ihre schlechte Kondition, Ihre zunehmende Vergesslichkeit oder Schlafstörungen als richtig verteidigt. Auf der ersten Stufe öffnen Sie sich den Informationen, die Sie von Freunden, Ärzten oder Büchern erhalten. Sie überlegen, welchen Wert die Informationen für Sie haben könnten.

2. Reflektieren: Auf dieser Stufe denken Sie aktiv darüber nach, was Sie ändern wollen und warum. Um aktiv zu werden, müssen Sie Ihr allgemeines Wissen auf sich beziehen. Bislang wussten Sie, dass Sport generell gesund ist. Jetzt sind Sie zutiefst überzeugt, dass Sport Ihrer Gesundheit nützt. Das Gleiche gilt für das Weglassen von Kohlenhydraten, die Einnahme von Nährstoffen und fürs veränderte Denken.

Auf der Stufe der Reflexion versagen bereits einige, die anfangs ihr Verhalten ändern wollten. Sie suchen nicht lang genug nach individuellen Gründen, die sie ausreichend von der Verhaltensänderung überzeugen. Falls es Ihnen ebenso geht, denken Sie von Neuem über Ihre Situation nach. Finden Sie weitere Gründe, warum Sie Ihr Verhalten ändern sollten.

3. Entschlossenheit: Auf dieser Stufe beginnen Sie sich geistig und körperlich auf die Veränderung einzustellen. Sie werfen vielleicht alle Mehlprodukte und alles Zuckerhaltige weg, suchen nach Ihren Laufschuhen oder verzichten auf die neue Kiste Bier. Manch einer legt einen Tag fest, an dem es losgehen soll.

4. Handeln: Dann tun Sie es! Sie gehen laufen oder ins Fitnessstudio, Sie kochen Ihre erste Low-Carb-Mahlzeit, Sie lassen das Frühstück aus oder Sie genießen den Abend ohne Bier.

5. Durchhalten: Jetzt heißt es für Sie kontinuierlich laufen gehen, täglich Kohlenhydrate weglassen, regelmäßige Kraftübungen, keinen Alkohol und keine Zigaretten – für immer. Nicht das erste Handeln ist das schwierige, sondern das Durchhalten. Viele scheitern auf dieser Stufe, da sie denken, die Strategie, die zum ersten Handeln geführt hat, nützt auch langfristig. Tut sie aber nicht. Fürs Durchhalten brauchen Sie eine andere Strategie. Neue Glaubenssätze. Haben Sie nur den geringsten Zweifel, dass Ihr neues Verhalten nicht besser ist, als das alte, wird es Ihnen schwerfallen, laufen zu gehen, wenn Sie gestresst sind. Um neue Glaubenssätze zu generieren, denken Sie so häufig wie möglich darüber nach, welche Vorteile Ihnen Ihr neues Verhalten bringen wird. Das können Sie zwischendurch beim Autofahren tun, in der U-Bahn oder bei allen Tätigkeiten, die nicht Ihre volle Aufmerksamkeit brauchen.[79]

Seien Sie sich der Stufe, auf der Sie stehen, bewusst. Jede Stufe braucht ihre Zeit. Es kann passieren, dass Sie versehentlich eine oder mehrere Stufen zurückfallen. Macht nichts. Beginnen Sie wieder von dort, wo Sie stehen.

Dann kommt der Durchbruch, dann fühlen Sie, dass Ihr neues Verhalten das bessere ist. Der Bewegungsdrang bringt Sie morgens zum Laufen. Das wunderbare Körpergefühl nach Gemüse und Fleisch lässt Sie nichts anderes mehr essen wollen. Und das Stimmungstief nach Kohlenhydraten lässt sämtliche Heißhungerattacken verschwinden. Dann haben Sie es geschafft. Ihr neues Verhalten ist zum Automatismus geworden. Sie können das! Jeder von Ihnen!

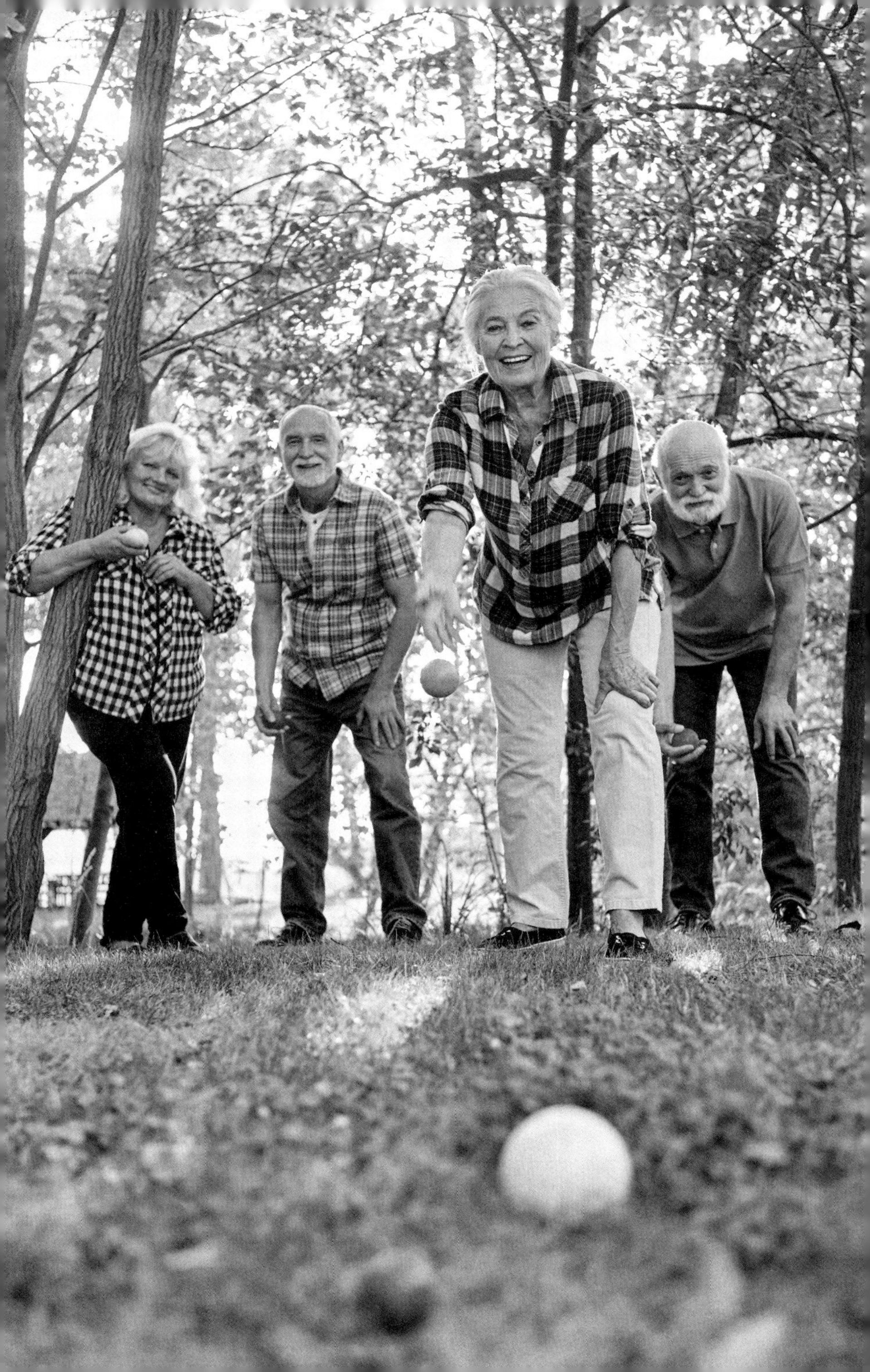

Selbstheilung ist der Weg

Medikamente heilen nicht, sondern verändern lediglich Symptome. Psychopharmaka machen zudem abhängig und erhöhen langfristig das Risiko für Schlaganfall bis hin zu Krebs. Ob sie überhaupt wirken, ist umstritten. Schmerzmittel machen ebenfalls abhängig und auf Dauer depressiv. Doch Ihr Gehirn heilt, wenn Sie ihm geben, was es braucht: Nährstoffe, Bewegung, entspannte Gedanken. Und weglassen, was es nicht braucht: Kohlenhydrate, Alkohol und Medikamente.

TIPP 70

Psychisch krank heißt körperlich krank

Psychische Erkrankungen gelten häufig noch als Folgeerscheinung traumatischer Erlebnisse, die zu Veränderungen des Erlebens und Verhaltens führen. Wer psychisch krank ist, denkt und fühlt etwas anders als Gesunde und nimmt Mitmenschen und Umgebung anders wahr. Viele leiden auch an einem negativen Selbstbild. Das führt zu Problemen im Alltag mit Familie, mit Freunden und im Beruf. Behandelt wird meist mit Psychotherapien und mit Medikamenten. Behandelt, nicht geheilt. Dabei ist die medizinische Forschung mittlerweile viel weiter. Denn auch psychische Erkrankungen gehen mit Entzündungsreaktionen und Stoffwechselstörungen einher, gegen die Nährstoffe, Sport und Meditation helfen, aber auch der Verzicht auf Kohlenhydrate.

Neueste wissenschaftliche Ergebnisse unterscheiden nicht mehr zwischen psychisch und körperlich. Forscher fanden Entzündungsreaktionen in den Gehirnen von Menschen mit Depressionen, Schizophrenie, Asperger-Syndrom oder Autismus. Zudem herrschen Stoffwechselstörungen vor, einige Neurotransmitter werden nicht ausreichend, andere im Übermaß gebildet. Außerdem sind die Verbindungen zwischen den Nervenzellen häufig gestört. Das Gehirn ist messbar krank. Gegen diese Erkrankungen helfen keine Psychopharmaka und keine Psychotherapie. In einigen Fällen können Therapien das Leid sogar verschlimmern. Nämlich dann, wenn Betroffene merken, dass sie die Erkenntnisse aus den Therapiesitzungen nicht umsetzen können. Oder wenn durch Psychoanalyse negative Erinnerungen noch einmal durchlebt werden.

Traumatische Erlebnisse, die Trennung vom Partner, Mobbing im Beruf oder die Pflege chronisch kranker Kinder oder Eltern sind eine psychische und körperliche Belastung. Unter Stress steigt der Nährstoffbedarf, insbesondere an Proteinen, Magnesium, Zink, B-Vitaminen und Vitamin C. Fehlen diese Stoffe, leidet das Immunsystem, dann ist die chronische Entzündungsreaktion da. Der Mangel führt auch dazu, dass die Synthese wichtiger Neurotransmitter wie Serotonin und Dopamin nachlässt. Die Stimmung sinkt, Motivation verschwindet. Es kommt zu apathischem oder auch aggressivem Verhalten. Angst nimmt zu, weil die Biochemie im Gehirn entgleist. Die Weltgesundheitsorganisation schätzt, dass weltweit etwa 300 Millionen Menschen an Depressionen und 21 Millionen an Schizophrenie leiden. Menschen, die dringend auf ihre Nährstoffversorgung untersucht werden müssten, anstatt mit Psychopharmaka ruhiggestellt zu werden.

Wenn ich darüber nachdenke, läuft es mir kalt den Rücken runter. Millionen Menschen leiden. Dabei müssten sie es nicht, denn die medizinische Forschung ist längst weiter. Sie weiß, dass Nährstoffe und Sport heilen. Sie weiß, wie man Nährstofflücken aufdeckt. Und sie weiß, wie Entzündungsreaktionen entstehen und wieder abklingen. Nur leider wissen viele behandelnde Psychiater nichts von diesen Erkenntnissen. Selbst in den Universitäten werden sie nicht gelehrt. Warum mich so viele mit psychischen Problemen aufsuchen? Weil ich helfe. Weil ich heile. Die Blutanalyse, die Optimierung von Aminosäuren und Vitaminen ist nichts anderes als die Schaffung eines kompetenten Immunsystems. Das ganze Geheimnis meiner Medizin. So heilen auch psychische Erkrankungen. Das kann jeder von Ihnen leicht nachmachen. Suchen Sie sich ein Labor, füllen Sie Nährstofflücken, gehen Sie laufen und meditieren Sie.

TIPP 71

Psychopharmaka heilen nicht

Depressionen, bipolare Störungen, Panikattacken, ADHS – bei jeder psychischen Störung funktionieren einige Stoffwechselabläufe im Gehirn nicht mehr. Psychopharmaka beheben die Störungen nicht, sondern manipulieren die Abläufe zusätzlich. Daher können die Medikamente nicht heilen. In einigen Fällen helfen sie jedoch, eine Krise zu meistern. Dann haben sie eine Berechtigung. Nur sollten sie nicht dauerhaft eingenommen werden. Denn oft führen sie zu Gewichtszunahmen, was wiederum Entzündungsreaktionen anfacht. Dazu steigt das Risiko für Diabetes und damit einhergehend das für Alzheimer. Ebenso führt Übergewicht zu Herz-Kreislauf-Erkrankungen und Krebs.

Für jede Erkrankung gibt es Leitlinien. An ihnen sollen sich die behandelnden Psychiater orientieren. Laut Leitlinien werden bei leichten Depressionen keine Psychopharmaka verschrieben. Bei mittelschweren Depressionen schon. Leider wirken sie in den meisten Fällen nicht. Nur 35 Prozent der Patienten mit mittelschweren Depressionen profitieren von den Medikamenten. Aber alle leiden an den Nebenwirkungen. Zum Vergleich: Placebos zeigen in 30 Prozent der Fälle eine Besserung. Hier treten jedoch keine Nebenwirkungen auf. Bei schweren Depressionen soll laut Leitlinien immer ein Antidepressivum verabreicht werden. Der Meinung bin ich auch. Nur: Für möglichst kurze Zeit!

Warum verschreiben Ärzte trotz nachgewiesener ähnlicher Wirksamkeit von Placebo und Medikamenten dennoch Psychopharmaka in riesigen Mengen bei mittelschweren Depressionen, die mit verheerenden Nebenwirkungen einhergehen? Die Antwort gibt uns Prof. Angermeyer, ehemals Direktor der Psychiatrischen Universitätsklinik Leipzig. Er verrät etwas Ungeheuerliches: »Die zwiespältigen wissenschaftlichen Studien wurden nicht veröffentlicht. Genauer: Bei der FDA, der höchste Zulassungsstelle für Arzneimittel in den USA, lagen 37 Studien mit positivem Ergebnis und 33 Studien mit negativem oder fraglichem Ergebnis vor. In wissenschaftlichen Journalen veröffentlicht wurden 36 der 37 positiven, aber nur 3 der 33 negativen Studien.« In der medizinischen Fachwelt und in der Öffentlichkeit entsteht dadurch ein verzerrtes Bild zugunsten der Medikamente.

Die meisten verschriebenen Psychopharmaka wirken auf den Neurotransmitter Serotonin im synaptischen Spalt. Die Medikamente heißen SSRI, Serotonin-Wiederaufnahmehemmer. Ihr Wirkstoff sorgt dafür, dass sich Serotonin im synaptischen Spalt anreichert. Die Idee dahinter: Die Stimmung steigt, wenn Nervenzellen das Gefühl haben, dass mehr Serotonin vorhanden ist. SSRI steigert aber nicht die Gesamtmenge an Serotonin. Es verhindert nur, dass Serotonin in die Nervenzellen eindringt. Es bleibt im synaptischen Spalt hängen. Dabei wird es innerhalb der Zellen ebenso gebraucht. Denn Serotonin übernimmt auch innerhalb der Nervenzellen wichtige Funktionen. Das Medikament manipuliert lediglich den Serotoninstoffwechsel, aber heilt ihn nicht. Die Einnahme von Tryptophan hingegen erhöht die Serotoninkonzentration auf natürlichem Weg. Tryptophan ist die Aminosäure, aus der Serotonin hergestellt wird. Für die Synthese sind weiterhin Folsäure, Eisen, Vitamin B_3, Kalzium, Zink, Vitamin B_6, Magnesium und Vitamin C notwendig. Vitamin D erhöht die Syntheserate und Omega 3 steigert die Empfindlichkeit der Serotoninrezeptoren. Dadurch wirkt der Neurotransmitter vermehrt.

Psychopharmaka, die Serotonin im synaptischen Spalt anreichern, wirken nicht nur im Gehirn, sondern vor allem im Darm! Denn 95 Prozent des menschlichen Serotonins befindet sich im Darm. In speziellen Darmzellen wird dort Serotonin aus Tryptophan gebildet. Serotonin verlässt teilweise diese Zellen und dringt in andere Zellen ein. Serotonin reguliert unter anderem die Bewegungen des Darms, es drückt den Stuhl zum Darmausgang. Daher hilft Tryptophan auch gegen Verstopfung. Das System wird durch SSRI beeinträchtigt, denn der Wirkstoff blockiert nicht nur die Transportproteine in den Nervenzellen, sondern auch die der Darmzellen. Sie büßen daraufhin Teile ihrer Aktivität ein. Bislang ist nicht einmal untersucht, ob oral eingenommene Psychopharmaka überhaupt bis ins Gehirn vordringen oder ob sie ausschließlich Transportmoleküle im Darm blockieren.[80]

Benzodiazepine sind ebenfalls Psychopharmaka, doch wirken sie anders als SSRIs. Zwar greifen sie auch in den Stoffwechsel der Neurotransmitter ein, aber an einer anderen Stelle. Sie binden an GABA-Rezeptoren und gaukeln somit den Nervenzellen eine erhöhte GABA-Konzentration vor. GABA ist einer der wichtigsten beruhigend wirkenden Neurotransmitter. Daher wirken Benzodiazepine entspannend, reduzieren Angst und Aggression. Weiterhin fördern sie den Schlaf. Sie zählen zu den sogenannten Tranquilizern, zu den Entspannungs- und Beruhigungsmitteln. Das Medikament verändert nicht nur den Stoffwechsel der Neurotransmitter, sondern greift auch in das nächtliche Reinigungssystem ein. Normalerweise sorgt das glymphatische System dafür, dass schädliche Stoffwechselprodukte, vor allem Beta-Amyloid, nachts aus dem Gehirn gespült wird. Benzodiazepine unterdrücken das nächtliche Aufräumen. Somit steigt das Alzheimerrisiko und das anderer neurodegenerativer Erkrankungen.

Benzodiazepine werden bei beginnenden Depressionen, Schlafstörungen, Angststörungen, Unruhe, als Beruhigungsmittel vor Operationen, bei Epilepsie und weiteren Problemen verabreicht. Allerdings hebt das Medikament nicht die GABA-Konzentration an. Das ursächliche Problem bleibt somit bestehen. GABA kann dabei als Nahrungsergänzungsmittel direkt eingenommen werden. Meistens wird es abends genommen und verbessert nachts den Schlaf. Tagsüber wirkt es beruhigend. Wie viel GABA den Weg vom Darm ins Gehirn schafft, unterscheidet sich von Person zu Person. Sollte die Einnahme von GABA keine Wirkung zeigen, kann auch die Einnahme von Glutaminsäure zusammen mit Magnesium, Zink und Vitamin B_6 helfen. Glutaminsäure ist das Baumaterial für GABA und die Mineralstoffe und das Vitamin sind für die Herstellung des natürlichen Tranquilizers notwendig. Mit diesen Stoffen entsteht GABA direkt vor Ort, im Gehirn. Zusätzlich wirkt die Aminosäure Taurin beruhigend, denn sie bindet, so wie Benzodiazepine, an GABA-Rezeptoren. Taurin hat aber im Gegensatz zu dem Medikament keine schädlichen Nebenwirkungen.

TIPP 72

Achtung: Serotonin-Syndrom

Das Serotonin-Syndrom entsteht, wenn die Konzentration von Serotonin im synaptischen Spalt plötzlich zu hoch ist. Der Puls steigt an, Betroffene reagieren nervös, es kann zu Alpträumen kommen. Im schlimmsten Fall führt es zum Tod. Das Syndrom ist keine Erkrankung, sondern wird ausschließlich durch bestimmte Medikamente ausgelöst, oft wenn weitere Substanzen eingenommen werden, die ebenfalls auf den Serotoninstoffwechsel wirken.

Das Syndrom kommt vor, wenn Serotonin-Wiederaufnahmehemmer (SSRI), selektive Serotonin-Noradrenalin-Wiederaufnahmehemmer (SSNRI), Trizyklische Antidepressiva oder Monoaminooxidase-(MAO)-Hemmer zusammen mit weiteren Stoffen eingenommen werden, die ebenfalls den Serotoninspiegel anheben. Dazu gehören die natürlichen Stoffe Tryptophan oder Johanniskraut. Im Grunde genommen ist das Auftreten dieses Syndroms genial, denn es zeigt eindeutig, dass Tryptophan und andere Substanzen den Serotoninspiegel ansteigen lassen. Dass es sich um natürliche Antidepressiva handelt. Doch statt auf die Heilkraft der Natur zu setzen, werden Patienten gewarnt! Sie sollen lieber den Medikamenten vertrauen.

Wirkstoffe der genannten Medikamentengruppen blockieren den Serotonintransport ins Zellinnere und heben somit den Serotoninspiegel an den Synapsen an. Die Idee dahinter: Serotonin ist ein Botenstoff zur Steuerung von Emotionen, Schmerzen, Gedächtnisleistung und Schlaf-Wach-Rhythmus. Fehlt Serotonin, kann es zu verschiedensten Problemen kommen. Nur gaukeln die Medikamente den Nervenzellen lediglich einen höheren Serotoninspiegel vor. An der wirklichen Menge des Neurotransmitters ändert sich nichts. Wenn Medikamente dieser Wirkstoffklassen ungut kombiniert werden, kann dies dem Gehirn zu viel werden. Es reagiert unwirsch. Zum Beispiel mit Alpträumen, innerer Nervosität, erhöhtem Puls, schneller Atmung, Übelkeit, Erbrechen, Durchfall, Kopfschmerzen, Muskelzittern, Schwitzen, psychotischen Halluzinationen, Koordinationsstörungen, Bewusstseins- und Aufmerksamkeitsstörungen bis zu Lähmungserscheinungen. Im schlimmsten Fall führt das Serotonin-Syndrom zum Tod. Damit es nicht zum Serotonin-Syndrom kommt, warnen Ärzte vor der gleichzeitigen Einnahme von Amphetaminen oder Kokain, denn auch diese Substanzen wirken auf den Serotoninstoffwechsel. Selbst Triptane, ein typisches Migränemittel, wirkt auf das Serotoninsystem. Viele Patienten, die Antidepressiva einnehmen, wissen nicht, dass zusätzliche Triptane die Serotoninkonzentration gefährlich hochtreiben können.

Diese Warnungen sind nachvollziehbar. Aber Betroffene werden auch vor der zusätzlichen Einnahme von Tryptophan, Lithium und Johanniskraut gewarnt! Da diese natürlichen Stoffe ebenfalls den Serotoninspiegel anheben. Da wird ein chemisches Mittel, wie zum Beispiel Citalopram, gegeben, was bei vielen Patienten zu Gewichtszunahmen von 30 Kilogramm in sechs Monaten führt, das indirekt, auf Umwegen den Serotoninspiegel anheben soll. Und gleichzeitig wird gewarnt vor einem rezeptfreien natürlichen Mittel, einer Aminosäure, weil die – und das bestätigt hier sogar die Pharmafirma – den gewünschten Effekt ohne Umwege bewirkt.

Gewarnt wird also vor natürlichem Tryptophan. Nicht vor dem Citalopram oder Ähnlichem, nicht vor den üblichen Psychopharmaka mit ihren Nebenwirkungen.

Merken Sie sich das Positive: Sie brauchen keine Medikamente, um den Serotoninspiegel anzuheben. Sie können es auf natürlichem Weg erzeugen: mit Tryptophan und allen Mineralstoffen sowie Vitaminen, die für die Serotoninsynthese nötig sind. Aber setzen Sie Psychopharmaka bedacht ab, wie im nächsten Kapitel beschrieben.

TIPP 73

Psychopharmaka richtig absetzen

Psychopharmaka haben, kurzzeitig in schweren Krisen eingenommen, ihre Berechtigung. Doch langfristig heilen sie nicht. Nebenwirkungen nehmen sogar zu, je länger die Medikamente genommen werden, Wirkungen jedoch nicht. Viele Psychopharmaka führen zu Gewichtszunahmen, das erhöht langfristig das Risiko für Diabetes, Alzheimer und Krebs. Doch beim Absetzen von Psychopharmaka gibt es einiges zu beachten. Die Rede ist vom Absetzsyndrom. Einige Psychiater und Patienten verwechseln es tragischerweise mit Rückfällen und erhöhen die Wirkstoffdosis daraufhin wieder.

Psychopharmaka sollten nicht von einem auf den nächsten Tag abgesetzt werden. Stattdessen schleicht man sie über mehrere Wochen aus. Dabei wird die Dosis langsam und schrittweise herabgesetzt. Doch selbst beim Ausschleichen kann das Absetzsyndrom auftreten. Typische Symptome sind Unruhe, Schlaflosigkeit, Kreislaufbeschwerden, Kopfschmerzen, Stimmungsschwankungen, grippeähnliche Symptome, Empfindungsstörungen, Verdauungsprobleme, starkes Schwitzen bis hin zu depressionsähnlichen Zuständen. Diese Symptome sind fast deckungsgleich mit jenen bei Alkohol- oder Drogenentzug.

Die Medikamente manipulieren Stoffwechselabläufe. Wird die eingenommene Menge reduziert, so brauchen die Stoffwechselabläufe einige Zeit, um sich auf die neue Situation einzustellen. Zusätzlich beheben Psychopharmaka nicht die zugrundeliegenden Probleme, die mit zu der Entstehung der Erkrankung beigetragen haben: Entzündungsreaktionen, Nährstofflücken und Stoffwechselstörungen. Wenn Sie Psychopharmaka absetzen wollen, sollten Sie zunächst alles tun, um diese Probleme zu beheben. Lassen Sie Ihr Blut untersuchen und füllen Sie Nährstofflücken auf, leben Sie No Carb, um Entzündungsreaktionen zu mindern, treiben Sie Sport und üben Sie, Ihr Denken zu beherrschen.

Die Wirkung von SSRI-Präparaten und anderen Antidepressiva steigt, wenn gleichzeitig Folsäure und Vitamin B_{12} eingenommen wird. Entsprechend Ihrer Ergebnisse der Blutuntersuchung sollten Sie daher Ihre B-Vitamine auf ein gesundes Maß bringen. Gleichzeitig können Sie ausprobieren, wie stark Sie die Menge an SSRI reduzieren können.

Die Einnahme von trizyklischen Antidepressiva führt zu einer Verringerung des Coenzyms Q_{10}. Das Enzym wird für die Herstellung von Energie benötigt und wirkt somit auf alle Stoffwechselabläufe, da sie alle Energie brauchen. Während der Einnahme von Medikamenten dieser Wirkstoffgruppe sollten Sie daher Q_{10} zusätzlich einnehmen. Eine gute Versorgung mit Q_{10} wird auch das Absetzen von Medikamenten dieser Wirkstoffklasse erleichtern.

Psychostimulanzien wirken besser bei einer gleichzeitigen Einnahme von Omega-3-Fettsäuren, Magnesium und Zink. Bevor Sie diese Medikamente absetzen, sollten Sie auf die ausreichende Versorgung mit diesen und allen weiteren wichtigen Vitaminen, Mineralstoffen und Aminosäuren achten.

L-Tryptophan sollten Sie hingegen nicht konsumieren, solange Sie noch Medikamente einnehmen, die auf den Serotoninstoffwechsel wirken. Wenn Sie das Medikament jedoch vollends abgesetzt haben, kann die Einnahme von Tryptophan die Veränderungen im Serotoninhaushalt ausgleichen.

PRAXISTIPP!

Psychopharmaka ausschleichen

- Visualisieren Sie die positiven Effekte, die das Absetzen der Medikamente für Sie hat.
- Fertigen Sie eine Liste mit den positiven Effekten an.
- Sollten während des Ausschleichens oder danach Probleme auftreten, denken Sie an die positiven Effekte. Lesen Sie Ihre Liste.

TIPP **74**

Schmerzmittel und ihre Nebenwirkungen

Kopfschmerzen oder Migräne, Schmerzen bei MS oder Muskel- und Gelenkschmerzen bei Parkinson, Schmerzen kennt jeder. Insbesondere chronische Schmerzen führen zu weiteren Problemen. Durch den Schmerz steigt der Cortisolspiegel. Die chronisch erhöhten Stresshormone greifen wiederum langfristig Nervenzellen an. Die Therapie mit Schmerzmitteln gibt manchmal Entlastung, aber sie haben gefährliche Nebenwirkungen. Es gibt jedoch auch Nährstoffe, die gegen Schmerzen helfen.

Ibuprofen, Aspirin und Diclofenac gehören zu der Medikamentengruppe der nichtsteroidalen Antirheumatika (NSAR). Sie hemmen bestimmte Enzyme. Das führt dazu, dass weniger Gewebehormone einer speziellen Art gebildet werden. Der Schmerz nimmt ab, doch das grundlegende Problem, das zu den Schmerzen führt, ist nicht behoben. Zusätzlich entsteht ein weiteres Problem, denn Medikamente dieser Wirkstoffklasse mindern die Bildung von Magenschleim, der die Magenwand vor der aggressiven Magensäure schützt. Magen und Darm leiden, die Verdauung verschlechtert sich. Eine gute Verdauung ist jedoch essenziell für die Gehirngesundheit. Daher schaden diese Schmerzmittel auch dem Gehirn. Weiterhin kann nach der Einnahme dieser Medikamente der Blutdruck steigen, das Risiko für Schlaganfälle und Herzinfarkte ist erhöht. Je häufiger diese Schmerzmittel eingenommen werden, umso riskanter wird es. Insbesondere die regelmäßige Einnahme über einen langen Zeitraum bringt gesundheitliche Probleme mit sich.[81]

Opioide sind die Schmerzmittel, die in den USA zur Opioidepidemie geführt haben. Millionen sind abhängig, täglich sterben ca. 150 US-Bürger an einer Überdosis. Oft erhalten die Abhängigen das Medikament legal auf Rezept. Abhängig sind Familienväter und -mütter, Jugendliche,

Manager, Arbeiter, Wissenschaftler. Die Krise zieht sich quer durch die Gesellschaft. Deutschland droht ein ähnliches Szenario. Denn Schmerzmittel dieser Art werden immer häufiger verschrieben. Der Pro-Kopf-Verbrauch steht dem der USA nicht mehr weit hinten an.[82]

Opioide reduzieren starke Schmerzen. Ihre Wirkung hat aber auch einen euphorisierenden Effekt, Stimmung und Antrieb steigen. Die Schmerzmittel steigern die Leistung und lassen das Leben fröhlicher erscheinen. Daher machen sie abhängig. Wer wegen Schmerzen Opioide bekommen hat und neben der Schmerzlinderung die wundervollen Nebenwirkungen verspürt hat, der bleibt dabei. Doch besteht nicht nur die Gefahr der psychischen Abhängigkeit; bereits nach einer Woche der täglichen Einnahme können diese Medikamente auch körperlich abhängig machen. Opioide verändern die Synthese und Funktionsweisen wichtiger Neurotransmitter. Sie binden im Gehirn an Opioidrezeptoren, der Schmerz lässt nach, Entspannung und Euphorie treten ein. Nach längerer Anwendung der Medikamente stellen die Gehirnzellen immer weniger körpereigene Opioide her, die der Mensch für Wohlbefinden und Ausgeglichenheit braucht. Wer dann versucht, auf die Schmerzmittel zu verzichten, fällt in ein emotionales Loch. Aufgrund der Veränderung in der Synthese körpereigener Opioide erhöht die langfristige Einnahme das Depressionsrisiko erheblich. Die Abläufe im Gehirn finden normalerweise nach dem Absetzen des Schmerzmittels wieder in ihre natürliche Balance. Doch das kann Wochen bis Monate dauern. Wochen und Monate ohne Lebensfreude und Energie.

Durch die langfristige Einnahme von Opioiden sinkt außerdem der Testosteronspiegel. Tiefes Testosteron heißt ständige Müdigkeit, Lustlosigkeit, Depression, Hitzewallungen, nächtliches Schwitzen. In der Folge kommt es bei Männern sogar zur Osteoporose, Blutarmut und Rückgang der Muskulatur. Bei Frauen treten vermehrt Zyklusstörungen auf. Auch sie haben »einfach keine Lust mehr«. Um das schlimme Gefühl des Testosteronmangels irgendwie auszugleichen, erhöhen Millionen Schmerzmittelkonsumenten die Dosis.

Schmerzen können Sie ebenso natürlich behandeln – mit dem Trinken von Wasser, mit Nährstoffen, Bewegung und Denken. Wasser hilft gegen Schmerzen, da Wassermangel häufiger Grund für ihre Entstehung ist. Dehydration aktiviert den Neurotransmitter Histamin. Der verändert daraufhin die Wasserverteilung im Körper. Organe, die am dringendsten Wasser benötigen, bekommen das meiste. Histamin aktiviert spezielle Nervenzellen, die dann die Umverteilung organisieren. Allerdings handelt es sich um Zellen, die ebenfalls Schmerzen regulieren. Wenn sie aktiv sind, weil sie Wasser umverteilen, lassen sie gleichzeitig das Gefühl von Schmerz entstehen. Das Trinken von 0,5 bis einem Liter Wasser lindert Schmerzen.

Weiterhin führen chronische Entzündungsreaktionen zu Schmerzen. Diese reduzieren Sie mit No Carb, dem Füllen von Nährstofflücken, Sport, intermittierendem Fasten und ausreichendem Schlaf. Insbesondere Omega 3 wirkt entzündungshemmend. Zusätzlich verdünnt die Fettsäure das Blut, was ebenfalls Schmerzen reduziert. Magnesium lässt Muskelzellen entspannen, fördert den Blutfluss und sorgt dafür, dass wichtige Nährstoffe in die Körperzellen gelangen. Daher wirkt auch dieser Mineralstoff gegen Schmerzen. Vitamin-C-Mangel kann zu Muskel- und Gelenkschmerzen führen, besonders der Wirbelsäule. Menschen mit chronischen Schmerzen profitieren laut einer Studie sehr von der regelmäßigen Einnahme von Vitamin C. Auch Schmerzen, die in Folge von Krebserkrankungen auftreten, reduzieren sich, wenn Vitamin C hoch dosiert eingenommen wird. Vitamin C wirkt so gut gegen Schmerzen, weil es an der Synthese von körpereigenen Opioiden beteiligt ist.[83] Mit Vitamin C brauchen Sie keine Opioide als Schmerz- und Gutfühlmittel mehr. Ihr Körper produziert sie selbst.

Vitamin-C-Mangel – glauben Sie vielleicht, den hatten nur Seeleute im 18. Jahrhundert? Die hatten extremen Vitamin-C-Mangel, heißt Skorbut. Leider wird dieser extreme Vitamin-C-Mangel häufig immer noch als das Maß der Dinge genommen. Aber es gibt viele Abstufungen. Meiner Meinung nach hat heute fast jeder Vitamin-C-Mangel, der nicht zusätzlich das Vitamin im Grammbereich einnimmt. Denn in Gemüse und Obst ist aufgrund der langen Transportwege häufig nicht mehr viel drin. Eines der Lebensmittel, die am meisten Vitamin C enthalten, ist Leber, doch wer isst so etwas noch?

Rückenschmerzen, fast jeder ist betroffen. Oft werden zur Behandlung Schmerzmittel und Physiotherapie verschrieben. Das gibt kurzzeitige Linderung. Doch gegen den Schmerz hilft vor allem Kraft. Diese muss regelmäßig aufgebaut werden. Ein paar Wochen Physiotherapie helfen da wenig. Wirkungsvoll sind regelmäßige Kraft- und Dehnübungen – ein Leben lang. Auch Laufen hilft gegen Rückenschmerzen. Probieren Sie es aus!

PRAXISTIPP!

Schmerzen behandeln

- Bei akuten Schmerzen:
  - Wasser trinken
  - Bewegung
  - Stündlich 1 g Vitamin C, bis ca. 10 g am Tag oder bis Sie Durchfall bekommen
  - 400 mg Magnesium oder mehr, ebenfalls bis Sie Durchfall bekommen
- Zur Schmerzprävention täglich einnehmen:
  - 1–3 g Vitamin C
  - 6 g Omega 3
  - Viel trinken
  - 400 mg Magnesium

TIPP **75**

Hilflose Pharmaindustrie: MS, Parkinson und Demenz

Die Pharmaindustrie steht neurodegenerativen Erkrankungen fast hilflos gegenüber. Zwar gibt es einige Medikamente, die die Symptome reduzieren, doch heilen sie nicht. Denn die grundlegenden Auslöser der Erkrankungen bleiben bestehen: Entzündungsreaktionen, Mitochondrien, die nicht mehr können, Nährstoff- und Bewegungsmangel sowie die Belastung mit giftigen Substanzen wie Kohlenhydraten.

Bei Parkinson sterben Nervenzellen ab, die für die Synthese von Dopamin verantwortlich sind. Im Gehirn herrscht daraufhin Dopaminmangel. Die Schulmedizin behandelt mit der Gabe von L-Dopa, der Vorstufe von Dopamin, da Dopamin selbst die Blut-Hirn-Schranke nicht durchdringen kann. L-Dopa führt häufig zu Verbesserungen der Symptome, jedoch nur für eine kurze Zeit. Zusätzlich senkt L-Dopa die Konzentration wichtiger Nährstoffe im Gehirn wie Tryptophan und Tyrosin. Das wirkt sich negativ auf die Serotoninproduktion aus, die Stimmung geht noch weiter in den Keller. Außerdem nimmt die Menge an Molekülen ab, die Schwefel enthalten, doch Schwefel wird für die Synthese des außerordentlich wichtigen Antioxidans Glutathion gebraucht.

Weiterhin werden Medikamente verschrieben, die den Abbau des Dopamins hemmen. Oft werden die Medikamente jedoch erst ab dem 70. Lebensjahr verabreicht, da sie weitere Bewegungsstörungen auslösen können und ihre Wirkung schwankt. Patienten, die jünger als 70 Jahre sind, werden häufig mit künstlichen Stoffen behandelt, die dem Dopamin ähnlich sind, da sie durch die Blut-Hirn-Schranke gelangen. Doch die Behandlung geht häufig mit starken Nebenwirkungen einher: Es kommt zu Wassereinlagerungen, Verstopfung, Schläfrigkeit, Schwindel und Übelkeit. Die Medikamente können Halluzinationen, Verwirrtheit und zwanghaftes Verhalten auslösen. Keines der Medikamente behebt den Grund der Erkrankung, die Entzündungsreaktionen und die aus der Balance geratenen Stoffwechselabläufe im Gehirn. Trotz der Medikamente sterben immer mehr Gehirnzellen ab. Die Synthese des wirkungsvollen Antioxidans Glutathion, das die Nervenzellen vor dem Untergang schützt, wird durch die Medikamente ebenfalls nicht angehoben. Bei fehlendem Sport bilden sich keine neuen Nervenzellen oder vorhandene Zellen übernehmen nicht die Funktion der bereits abgestorbenen. Und die Medikamente heben den Vitamin-D-Spiegel nicht an. Dabei steigt die Dopaminproduktion, wenn mehr Vitamin D zur Verfügung steht. Lebensstilveränderungen stoppen das Fortschreiten der Erkrankungen und verbessern Symptome.

Medikamente zur Behandlung von Multipler Sklerose heilen ebenso wenig. Auch sie verändern lediglich die Symptomatik. Während eines akuten Schubs kommen meist Cortison oder eine Art Blutwäsche zum Einsatz. Cortison wird im Körper zu Cortisol verstoffwechselt. Cortisol stellt der Körper aber auch selbst her. Es ist das Stresshormon, das viele Abläufe im Körper verändert, sodass er Gefahren gewachsen ist. Durch die Einnahme von Cortison wird der Körper künstlich in Stress versetzt. Cortison reduziert jedoch MS-Symptome, da es das Immunsystem beeinflusst. In hohen Konzentrationen reduziert Cortison die Menge an Abwehrzellen. Da weniger Immunzellen aktiv sind, wird auch die Myelinschicht nicht mehr so stark von den körpereigenen Abwehrzellen angegriffen. Aber das Immunsystem, das bei MS-Patienten nicht mehr richtig funktioniert, heilt dadurch nicht. Stattdessen geraten viele weitere Abläufe aus dem Gleichgewicht: Es werden weniger rote Blutkörperchen gebildet, was zu Sauerstoffengpässen in Körper- und Gehirnzellen führen kann. Der Blutzuckerspiegel steigt, was wiederum dem Gehirn schadet, besonders den Mitochondrien der Nervenzellen. Auch der Fett- und Eiweißstoffwechsel verändern sich. Cortison macht auf Dauer immer kränker.

Die Blutwäsche, die sogenannte Plasmapherese, hat weniger negative Folgen. Bestimmte Immunglobuline, die für den Entzündungsprozess während des Schubs verantwortlich sind, werden aus dem Blut gefiltert. Aber solange das Immunsystem mit der Abwehr des Epstein-Barr-Virus, mit niedrigen Vitamin-D-Spiegeln, einem gestörten Mikrobiom und Nährstofflücken zu kämpfen hat, werden sich entzündungsfördernde Immunglobuline immer wieder neu bilden.

Die Basistherapie, die im gesamten Verlauf der Erkrankung Anwendung findet, zielt darauf ab, die Anzahl schwerer Schübe zu verringern und das Voranschreiten der Erkrankung zu verlangsamen. Ausdrücklich nicht zu heilen, dabei ist das möglich! Es werden Medikamente verabreicht, die entweder Immunreaktionen gezielt verändern (Immunmodulatoren) oder Aktivitäten des Immunsystems unterdrücken (Immunsupressiva). Aber sie verändern nicht die Gründe, die zu der Autoimmunreaktion führen. Zusätzlich schädigen alle Medikamente das Immunsystem, was Patienten anfälliger macht, an weiteren Virusinfektionen zu erkranken. Auch kann dadurch der Epstein-Barr-Virus, mit dem alle MS-Patienten infiziert sind, noch aktiver werden.

Ähnlich hilflos ist die Pharmaindustrie bei der Behandlung von Alzheimer. Zwar gibt es einige Medikamente, die, ebenso wie bei Parkinson und MS, Symptome verändern, aber nicht heilen. Eines der gängigen Wirkstoffe blockiert ein Enzym, das den Neurotransmitter Acetylcholin abbaut. Daraufhin steigt die Acetylcholinkonzentration, die bei Alzheimerpatienten häufig sehr niedrig ist. Kognitive Fähigkeiten verbessern sich. Ein anderes Medikament verhindert, dass zu viel Glutamat entsteht. Hohe Glutamatkonzentrationen schädigen Nervenzellen. Bei Alzheimerpatienten ist häufig zu viel Glutamat im Gehirn. Die Medikamente manipulieren meistens nur einen Stoffwechselvorgang. Alzheimer geht aber mit sehr vielen Veränderungen im Gehirn einher, die sich von Person zu Person unterscheiden. Solange Insulinresistenz im Gehirn weiterhin besteht und so zu oxidativem Stress und der Bildung von AGEs führt, solange Beta-Amyloid nachts nicht weggespült werden kann, weil Mikrogliazellen entzündet sind und Mitochondrien nicht funktionieren, wird die Erkrankung weiter fortschreiten. Lebensstilveränderungen bringen jedoch die Abläufe im Gehirn zurück in ihr natürliches Gleichgewicht und wirken daher heilend.

TIPP **76**

Alzheimer ist therapierbar

Neuste wissenschaftliche Erkenntnisse und Therapieerfolge zeigen: Alzheimer muss neu betrachtet werden. Es handelt sich nicht um eine rein neurologische Degeneration, sondern um Stoffwechselstörungen mit vielen Auslösern. Bei jedem Patienten liegen leicht andere Abweichungen vom gesunden Zustand vor. Kein Wunder, dass Medikamente, die bisher gegen Alzheimer entwickelt wurden und nur an einer Stoffwechselschraube drehen, scheiterten. Umso überzeugender ist die Therapie mit Nährstoffen, Bewegung und Denken, denn sie schaltet den Stoffwechsel wieder auf gesund.

Die Entgleisung des Stoffwechsels bei Alzheimer und Demenz lässt sich im Blut erkennen, sogar bevor die ersten Symptome auftreten. Typisch sind ungesunde Blutfettwerte (Triglyceride, LDL, HDL, LDLox), erhöhter Blutzucker und HbA1c, erhöhtes Cortisol, ungesunde Schilddrüsenhormone (TSH, fT3, fT4) sowie erhöhte Entzündungsmarker wie hs-CRP, Interleukin-6, TNF-alpha. Oft fehlen B-Vitamine, Eisen, Selen, Mangan, Zink und Carnitin. Häufig liegen zusätzlich Infektionen mit dem Epstein-Barr-Virus und/oder Herpesviren vor. Diese Faktoren sollten im Labor untersucht werden. Ungesunde Blutfettwerte und erhöhten Blutzucker sowie HbA1c beheben Sie mit No Carb und Sport. Entzündungen reduzieren Sie mit No Carb, Nährstoffen und Sport.[84]

In der renommierten Zeitschrift *The Lancet* erschien 2017 eine Studie, für die Alzheimerpatienten in zwei Gruppen aufgeteilt wurden. Die Teilnehmer der einen Gruppe erhielten über 24 Monate täglich wichtige Nährstoffe. Und zwar: Omega 3, Vitamin B_{12}, B_6, C, E, Folsäure, Selen sowie Cholin und Uridinmonophosphat. Probanden der zweiten Gruppe erhielten ein Placebo. Den Teilnehmern der Versuchsgruppe ging es nach 24 Monaten deutlich besser als denen aus der Placebogruppe. Der weitere Verlust ihrer kognitiven Fähigkeiten fiel geringer aus, sie konnten ihren Alltag besser bewältigen und der Untergang weiterer Nervenzellen im Hippocampus war verringert.[85] In einer weiteren Studie mit 1260 Probanden mit beginnender Demenz verbesserte sich der Gesundheitszustand der Teilnehmer durch den Verzicht auf Zucker. Mediterrane Kost, zwei Fischmahlzeiten pro Woche, dreimal wöchentliches Gedächtnistraining von 15 Minuten, Ausdauer- und Krafttraining sowie mehrmals pro Woche Gymnastik trugen ebenso zur Besserung bei.[86]

Neben dem Füllen von Nährstofflücken wirkt auch die Einnahme von Vitamin C in hoher Dosis positiv. Vor allem die Zellen im Hippocampus werden durch das Vitamin vor oxidativem Stress geschützt und sterben somit nicht ab. Magnesium ist ebenfalls einer der wichtigen Nährstoffe, die bei Alzheimer eingenommen werden sollten. Magnesium reduziert die Bildung von Plaque im Hippocampus.

Die WHO (Weltgesundheitsorganisation) rät zur Alzheimerprävention und für die Therapie der Erkrankung vor allem zu körperlicher Aktivität. Laut WHO bringt Ausdauertraining am meisten. Aber auch Kraftübungen seien nützlich. Und – die WHO ist menschenfreundlich – wem's vor den nassen und kalten Laufrunden im Winter graut, der kann auch Judo lernen, Seniorenfußball spielen oder tanzen gehen. Denn während des Sports werden Hormone produziert und Wachstumsfaktoren stimuliert, die Nervenzellen schützen und neue bilden lassen. Das wurde mittlerweile in einer Reihe von Studien der letzten Jahre nachgewiesen. Der bekannteste dieser Faktoren heißt BDNF (brain-derived neurotrophic factor) und besteht aus 119 Aminosäuren. Diese Aminosäuren sind in proteinreichen Lebensmitteln enthalten. Sollten Sie an Vergesslichkeit leiden, essen Sie Proteine, in Form von Biofleisch, Wild und Fisch. BDNF wirkt im Hippocampus, in der Großhirnrinde und im Vorderhirn, also in Regionen, die an der Gedächtnisbildung und am abstrakten Denken beteiligt sind. Zusätzlich entsteht während sportlicher Aktivität in der Muskulatur das Hormon Irisin. Über den Blutkreislauf gelangt es ins Gehirn. Dort schützt das Hormon gegen alzheimerbedingte Schäden, vor allem sinkt die Konzentration des schädlichen Beta-Amyloid.

TIPP **77**

Schließen Sie einen Vertrag mit Ihrem Körper

Ihr Wohlergehen liegt in Ihren Händen. Denn Ihr Körper strebt immer nach optimaler Gesundheit. Er macht das Beste aus dem, wie Sie mit ihm umgehen. Ihn mit Nährstoffen versorgen, ihn fernhalten von Kohlenhydraten, Alkohol und Nikotin, ihn trainieren und ihn mit Meditation zu emotionaler Ausgeglichenheit bringen. Sie wissen, was zu tun ist – jetzt heißt es: tun! Sie können einen Vertrag mit Ihrem Körper abschließen. Er wird Ihnen dabei helfen, Ihre Ziele zu erreichen. Mit dem Vertrag versprechen Sie Ihrem Körper, dass Sie alles Ihnen bekannte unternehmen werden, um für seine Gesundheit zu sorgen.

Dann erstellen Sie sich realistische Pläne.

Vertrag

Hiermit verspreche ich dir, meinem Körper, Folgendes für dich zu tun:

____

____

____

Auf der nächsten Doppelseite finden Sie die Vorlage einer Tabelle. Kopieren Sie die Tabelle oder erstellen Sie sich eine ähnliche selbst.

- Am Anfang jeder Woche tragen Sie in die Tabelle konkrete Ziele für jeden Tag ein, beispielsweise genaue Laufdistanzen, Essenspläne, spezielle Meditationsübungen.
- Jeden Abend überprüfen Sie, ob Sie Ihr Ziel erreicht haben.

- Zusätzlich können Sie jeden Tag überlegen, für was Sie dankbar sind, in welcher Situation Sie gelassen reagiert haben und was ihre Erfolge waren. Wenn Ihnen zunächst nichts einfällt, überlegen Sie etwas länger, Sie werden bestimmt etwas finden.
- Erstellen Sie regelmäßig Resümees:

  Resümee nach einer Woche:

  Wie zufrieden bin ich mit dem, was ich in der letzten Woche erreicht habe?

  Was ist mir leichtgefallen?

  Was ist mir schwergefallen?

  Darauf möchte ich nächste Woche besonders achten:

  Resümee nach einem Monat:

  Folgendes hat sich im letzten Monat positiv verändert:

  Im nächsten Monat ist mir besonders wichtig:

  Resümee nach einem Jahr:

  Schreiben Sie einen freien Text darüber, wie sich Ihr Leben im letzten Jahr verändert hat.

Woche (KW):

ZIELE	Montag	Dienstag	Mittwoch	Donnerstag	Freitag	Samstag	Sonntag
No Carb							
ERREICHT?							
Nähr-stoffe							
ERREICHT?							
Sport							
ERREICHT?							
Denken							
ERREICHT?							

ZIELE	Montag	Dienstag	Mittwoch	Donnerstag	Freitag	Samstag	Sonntag
Hierfür bin ich heute dankbar:							
In dieser Situation habe ich gelassen reagiert:							
Mein heutiger Erfolg:							

Quellen

1. Hunter P. The inflammation theory of disease. The growing realization that chronic inflammation is crucial in many diseases opens new avenues for treatment. *EMBO Rep.* 2012;13(11):968-70.
2. Hyman M. *The UltraMind Solution*. New York: Scribner; 2010. S. 244–245.
3. Prasad S, Sajja RK, Naik P, Cucullo L. Diabetes Mellitus and Blood-Brain Barrier Dysfunction: An Overview. *J Pharmacovigil.* 2014; 2(2): 125.
4. Kamath AF, Chauhan AK, Kisucka J, Dole VS, Loscalzo J, Handy DE, Wagner DD. Elevated levels of homocysteine compromise blood-brain barrier integrity in mice. *Blood.* 2006; 107(2): 591–593.
5. Hyman M. *The UltraMind Solution*. New York: Scribner; 2010. S. 171–175.
6. Xie L, Kang H, Xu Q, Chen MJ, Liao Y, Thiyagarajan M, O'Donnell J, Christensen DJ, Nicholson C, Iliff JJ, Takano T, Deane R, Nedergaard M. Sleep drives metabolite clearance from the adult brain. *Science.* 2013;342(6156):373-7.
7. Hurtado-Alvarado G, Domínguez-Salazar E, Pavon L, Velázquez-Moctezuma J, Gómez-González B. Blood-Brain Barrier Disruption Induced by Chronic Sleep Loss: Low-Grade Inflammation May Be the Link. *J Immunol Res.* 2016; 2016: 4576012.
8. Valero J, Paris I, Sierra A. Lifestyle Shapes the Dialogue between Environment, Microglia, and Adult Neurogenesis. *ACS Chem Neurosci.* 2016;7(4):442-53.
9. Unter: https://www.uke.de/organisationsstruktur/zentrale-bereiche/physiotherapie/ambulante-physiotherapie/forced-use-therapie.html. Letzter Zugriff am 25.10.2019.
10. Cheng A, Hou Y, Mattson MP. Mitochondria and neuroplasticity. *ASN Neuro.* 2010;2(5):e00045.
11. Sanchez A, Reeser JL, Lau HS, Yahiku PY, Willard RE, McMillan PJ, Cho SY, Magie AR, Register UD. Role of sugars in human neutrophilic phagocytosis. *Am J Clin Nutr.* 1973 Nov;26(11):1180-4.
12. Seshadri S, Beiser A, Selhub J, Jacques PF, Rosenberg IH, D'Agostino RB, Wilson PW, Wolf PA. Plasma homocysteine as a risk factor for dementia and Alzheimer's disease. *N Engl J Med.* 2002 Feb 14;346(7):476-83.
13. Järvenpää T, Rinne JO, Koskenvuo M, Räihä I, Kaprio J. Binge drinking in midlife and dementia risk. *Epidemiology.* 2005;16(6):766-71.
14. GBD 2016 Alcohol Collaborators. Alcohol use and burden for 195 countries and territories, 1990–2016: a systematic analysis for the Global Burden of Disease Study 2016. *Lancet.* 2018;392(10152):1015-1035.
15. Dekkers IA, Jansen PR, Lamb HJ. Obesity, Brain Volume, and White Matter Microstructure at MRI: A Cross-sectional UK Biobank Study. *Radiology.* 2019;292(1):270.
16. Unter: https://www.health.harvard.edu/mind-and-mood/protect-your-brain-from-stress. Letzter Zugriff am 05.09.2019.
17. Ede G. The vegan Brain – Plant-based diets, micronutrients, and mental health. *Psychology Today.* 30.09.2017. unter: https://www.psychologytoday.com/us/blog/diagnosis-diet/201709/the-vegan-brain. Letzter Zugriff am 15.08.2019.

18. Urban KR, Gao WJ. Performance enhancement at the cost of potential brain plasticity: neural ramifications of nootropic drugs in the healthy developing brain. *Front Syst Neurosci.* 2014;8:38.
19. Blech J. Psychopille und Pausenbrot. *Der Spiegel.* 24.06.2013. Unter: https://www.spiegel.de/spiegel/print/d-99311928.html. Letzter Zugriff am 25.10.2019.
20. Ceylan MF, Uneri OS, Guney E, Ergin M, Alisik M, Goker Z, Senses Dinc G, Karaca Kara F, Erel O. Increased levels of serum neopterin in attention deficit/hyperactivity disorder (ADHD). *Neuroimmunol.* 2014;273(1-2):111-4.
21. Sahin N, Altun H, Kurutas EB, Balkan D. Vitamin D and vitamin D receptor levels in children with attention-deficit/hyperactivity disorder. *Neuropsychiatr Dis Treat.* 2018;14:581-585.
22. Morales E, Julvez J, Torrent M, Ballester F, Rodríguez-Bernal CL, Andiarena A, Vegas O, Castilla AM, Rodriguez-Dehli C, Tardón A, Sunyer J. Vitamin D in Pregnancy and Attention Deficit Hyperactivity Disorder-like Symptoms in Childhood. *Epidemiology.* 2015;26(4):458-65.
23. Unter: https://www.aap.org/en-us/about-the-aap/aap-press-room/Pages/Many-Children-Have-Suboptimal-Vitamin-D-Levels.aspx. Letzter Zugriff am 28.10.2019.
24. Kang DW, Adams JB, Coleman DM, Pollard EL, Maldonado J, McDonough-Means S, Caporaso JG, Krajmalnik-Brown R. Long-term benefit of Microbiota Transfer Therapy on autism symptoms and gut microbiota. *Sci Rep.* 2019;9(1):5821.
25. Servick K. Gut bacteria may contribute to autism symptoms, mouse study finds. *Science.* 30.05.2019. Unter: https://www.sciencemag.org/news/2019/05/gut-bacteria-may-contribute-autism-symptoms-mouse-study-finds. Letzter Zugriff am 17.07.2019.
26. Goh S, Dong Z, Zhang Y, DiMauro S, Peterson BS. Brain imaging evidence that mitochondrial dysfunction is a neurobiological subtype of Autism Spectrum Disorder. *JAMA Psychiatry.* 2014; 71(6): 665–671.
27. Unter: https://www.wegweiser-demenz.de/informationen/medizinischer-hintergrund-demenz/alzheimer/erste-anzeichen-alzheimer.html. Letzter Zugriff am 08.10.2019.
28. Kandimalla R, Thirumala V, Reddy PH. Is Alzheimer's disease a Type 3 Diabetes? A critical appraisal. *Biochim Biophys Acta Mol Basis Dis.* 2017;1863(5):1078–1089.
29. Lourenco MV, Frozza RL, de Freitas GB, Zhang H, Kincheski GC, Ribeiro FC, Gonçalves RA, Clarke JR, Beckman D, Staniszewski A, Berman H, Guerra LA, Forny-Germano L, Meier S, Wilcock DM, de Souza JM, Alves-Leon S, Prado VF, Prado MAM, Abisambra JF, Tovar-Moll F, Mattos P, Arancio O, Ferreira ST, De Felice FG. Exercise-linked FNDC5/irisin rescues synaptic plasticity and memory defects in Alzheimer's models. *Nat Med.* 2019;25(1):165–175.
30. Raison CL, Capuron L, Miller AH. Cytokines sing the blues: inflammation and the pathogenesis of depression. *Trends Immunol.* 2006;27(1):24–31.
31. Peterman MG. The Ketogenic Diet in Epilepsy. *JAMA.* 1925;84(26):1979–1983.
32. D'Andrea Meira I, Romão TT, Pires do Prado HJ, Krüger LT, Pires MEP, da Conceição PO. Ketogenic Diet and Epilepsy: What We Know So Far. *Front Neurosci.* 2019;13:5.

33. Martinc B, Grabnar I, Vovk T. The Role of Reactive Species in Epileptogenesis and Influence of Antiepileptic Drug Therapy on Oxidative Stress. *Curr Neuropharmacol.* 2012; 10(4): 328–343.
34. Pokorski M, Marczak M, Dymecka A, Suchocki P. Ascorbyl palmitate as a carrier of ascorbate into neural tissues. *J Biomed Sci.* 2003;10(2):193-8.
35. Lisa A. Yablon LA, Mauskop A. Magnesium in headache. In: Vink R, Nechifor M. ed. *Magnesium in the Central Nervous System.* Adelaide: University of Adelaide Press; 2011.
36. Simpson S Jr, Taylor B, Blizzard L, Ponsonby AL, Pittas F, Tremlett H, Dwyer T, Gies P, van der Mei I. Higher 25-hydroxyvitamin D is associated with lower relapse risk in multiple sclerosis. *Ann Neurol.* 2010;68(2):193–203.
37. Sotirchos ES, Bhargava P, Eckstein C, Van Haren K, Baynes M, Ntranos A, Gocke A, Steinman L, Mowry EM, Calabresi PA. Safety and immunologic effects of high- vs low-dose cholecalciferol in multiple sclerosis. *Neurology*. 2016;86(4):382-90.
38. Sampson TR, Debelius JW, Thron T, Janssen S, Shastri GG, Ilhan ZE, Challis C, Schretter CE, Rocha S, Gradinaru V, Chesselet MF, Keshavarzian A, Shannon KM, Krajmalnik-Brown R, Wittung-Stafshede P, Knight R, Mazmanian SK. Gut Microbiota Regulate Motor Deficits and Neuroinflammation in a Model of Parkinson's Disease. *Cell.* 2016;167(6):1469–1480.e12.
39. Suzuki M, Yoshioka M, Hashimoto M, Murakami M, Noya M, Takahashi D, Urashima M. Randomized, double-blind, placebo-controlled trial of vitamin D supplementation in Parkinson disease. *Am J Clin Nutr.* 2013;97(5):1004-13.
40. Unter: https://www.neurowerkstatt.de/mareike-schwed/. Letzter Zugriff am 25.10.2019.
41. Majchrzak D, Singer I, Männer M, Rust P, Genser D, Wagner KH, Elmadfa I. B-vitamin status and concentrations of homocysteine in Austrian omnivores, vegetarians and vegans. *Ann Nutr Metab.* 2006;50(6):485-91.
42. Tucker KL, Rich S, Rosenberg I, Jacques P, Dallal G, Wilson PW, Selhub J. Plasma vitamin B-12 concentrations relate to intake source in the Framingham Offspring study. *Am J Clin Nutr*. 2000;71(2):514-22.
43. Kennedy DO. B Vitamins and the Brain: Mechanisms, Dose and Efficacy--A Review. *Nutrients.* 2016;8(2):68.
44. European Food Safety Authority. Tolerable upper intake levels for vitamins and minerals. 2006. Unter: http://www.efsa.europa.eu/sites/default/files/efsa_rep/blobserver_assets/ndatolerableuil.pdf. Letzter Zugriff am 29.10.2019.
45. Hyman M. *The UltraMind Solution*. New York: Scribner; 2009. S.101.
46. Georgieff MK. The role of iron in neurodevelopment: fetal iron deficiency and the developing hippocampus. *Biochem Soc Trans*. 2008;36(6):1267-71.
47. Murray-Kolb LE, Beard JL. Iron treatment normalizes cognitive functioning in young women. *Am J Clin Nutr*. 2007;85(3):778-87.
48. Mattson MP, Longo VD, Harvie M. Impact of intermittent fasting on health and disease processes. *Ageing Res Rev.* 2017;39:46-58.
49. Hyman M. *The UltraMind Solution*. New York: Scribner; 2009. S.106–107.

50. Lewis MD, Hibbeln JR, Johnson JE, Lin YH, Hyun DY, Loewke JD. Suicide deaths of active-duty US military and omega-3 fatty-acid status: a case-control comparison. *J Clin Psychiatry*. 2011;72(12):1585-90.
51. Siegert E, Paul, Rothe M, Weylandt KH. The effect of omega-3 fatty acids on central nervous system remyelination in fat-1 mice. *BMC Neurosci*. 2017;18(1):19.
52. Hyman M. *The UltraMind Solution*. New York: Scribner; 2009. S.85–86.
53. Harrison FE, May JM. Vitamin C function in the brain: vital role of the ascorbate transporter SVCT2. *Free Radic Biol Med*. 2009;46(6):719-30.
54. Pearson JF, Pullar JM, Wilson R, Spittlehouse JK, Vissers MCM, Skidmore PML, Willis J, Cameron VA, Carr AC. Vitamin C Status Correlates with Markers of Metabolic and Cognitive Health in 50-Year-Olds: Findings of the CHALICE Cohort Study. *Nutrients*. 2017;9(8). pii: E831.
55. Guo YE, Suo N, Cui X, Yuan Q, Xie X. Vitamin C promotes oligodendrocytes generation and remyelination. *Glia*. 2018;66(7):1302–1316.
56. Kirkland AE, Sarlo GL, Holton KF. The Role of Magnesium in Neurological Disorders. *Nutrients*. 2018; 10(6): 730.
57. Kuklinski B, Fuchs N. Mikronährstoffe, Protonenpumpenhemmer und Taurin. *OM & Ernährung*. 2019;166: F15-F21.
58. Hyman M. *The UltraMind Solution*. New York: Scribner; 2009. S. 103.
59. Bourassa MW, Alim I, Bultman SJ, Ratan RR. Butyrate, neuroepigenetics and the gut microbiome: Can a high fiber diet improve brain health? *Neurosci Lett*. 2016;625:56–63.
60. Anjum I, Jaffery SS, Fayyaz M, Samoo Z, Anjum S. The Role of Vitamin D in Brain Health: A Mini Literature Review. *Cureus*. 2018;10(7):e2960.
61. Hyman M. *The UltraMind Solution*. New York: Scribner; 2009. S. 133–134.
62. Conner TS, Richardson AC, Miller JC. Optimal Serum Selenium Concentrations Are Associated with Lower Depressive Symptoms and Negative Mood among Young Adults. *The Journal of Nutrition*. 2015;145(1):59–65.
63. Albina JE, Mills CD, Barbul A, Thirkill CE, Henry WL Jr, Mastrofrancesco B, Caldwell MD. Arginine metabolism in wounds. *Am J Physiol*. 1988;254(4 Pt 1):E459-67.
64. Yi J, Horky LL, Friedlich AL, Shi Y, Rogers JT, Huang X. L-Arginine and Alzheimer's Disease. *Int J Clin Exp Pathol*. 2009; 2(3): 211–238.
65. Watson P, Whale A, Mears SA, Reyner LA, Maughan RJ. Mild hypohydration increases the frequency of driver errors during a prolonged, monotonous driving task. *Physiol Behav*. 2015;147:313-8.
66. Unter: https://green.harvard.edu/tools-resources/research-highlight/impact-green-buildings-cognitive-function. Letzter Zugriff am 04.09.2019.
67. Albergaria C, Silva NT, Pritchett DL, Carey MR. Locomotor activity modulates associative learning in mouse cerebellum. *Nat Neurosci*. 2018;21(5):725–735.
68. Chen C, Nakagawa S, An Y, Ito K, Kitaichi Y, Kusumi I. The exercise-glucocorticoid paradox: How exercise is beneficial to cognition, mood, and the brain while increasing glucocorticoid levels. *Front Neuroendocrinol*. 2017;44:83–102.

69. Chetty S, Friedman AR, Taravosh-Lahn K, Kirby ED, Mirescu C, Guo F, Krupik D, Nicholas A, Geraghty A, Krishnamurthy A, Tsai MK, Covarrubias D, Wong A, Francis D, Sapolsky RM, Palmer TD, Pleasure D, Kaufer D. Stress and glucocorticoids promote oligodendrogenesis in the adult hippocampus. *Mol Psychiatry.* 2014;19(12):1275–1283.
70. Arem H, Moore SC, Patel A, Hartge P, Berrington de Gonzalez A, Visvanathan K, Campbell PT, Freedman M, Weiderpass E, Adami HO, Linet MS, Lee IM, Matthews CE. Leisure time physical activity and mortality: a detailed pooled analysis of the dose-response relationship. *JAMA Intern Med.* 2015;175(6):959-67.
71. Isaacs KR, Anderson BJ, Alcantara AA, Black JE, Greenough WT. Exercise and the brain: angiogenesis in the adult rat cerebellum after vigorous physical activity and motor skill learning. *J Cereb Blood Flow Metab.* 1992;12(1):110-9.
72. Tanaka H, Shirakawa S. Sleep health, lifestyle and mental health in the Japanese elderly: ensuring sleep to promote a healthy brain and mind. *J Psychosom Res.* 2004;56(5):465-77.
73. Veenstra L, Schneider IK, Koole SL. Embodied mood regulation: the impact of body posture on mood recovery, negative thoughts, and mood-congruent recall. *Cogn Emot.* 2017;31(7):1361–1376.
74. Beavers KM, Brinkley TE, Nicklas BJ. Effect of exercise training on chronic inflammation. *Clin Chim Acta.* 2010; 411(0): 785–793.
75. Naci H, Ioannidis JP. Comparative effectiveness of exercise and drug interventions on mortality outcomes: metaepidemiological study. *BMJ.* 2013;347:f5577.
76. Blackburn E, Epel E. *Die Entschlüsselung des Alters: Der Telomer-Effekt.* München: Mosaik, 2017; S. 31.
77. Liu MY, Nemes A, Zhou QG. The Emerging Roles for Telomerase in the Central Nervous System. *Front Mol Neurosci.* 2018;11:160.
78. Luders E, Cherbuin N, Gaser C. Estimating brain age using high-resolution pattern recognition: Younger brains in long-term meditation practitioners. *Neuroimage.* 2016;134:508–513.
79. Lickermann A. 5 Stepps To Changing Any Behaviour. *Psychology Today.* 12.10.2009. Unter https://www.psychologytoday.com/us/blog/happiness-in-world/200910/5-steps-changing-any-behavior. Letzter Zugriff am 27.08.2019.
80. Ansari P. Serotonin im Darm. *Depression-Heute.* Unter: https://www.depression-heute.de/serotonin/serotonin-im-darm. Letzter Zugriff am 25.09.2019.
81. Unter https://flexikon.doccheck.com/de/Nichtsteroidales_Antirheumatikum. Letzter Zugriff am 26.09.2019.
82. Kaiser T. In Deutschland droht eine Opioid-Epidemie wie in den USA. *Welt.* 15.03.2018. Unter: https://www.welt.de/wirtschaft/article174541537/Schmerzmittel-In-Deutschland-droht-eine-Opioid-Epidemie-wie-in-den-USA.html. Letzter Zugriff am 26.09.2019.
83. Carr AC, McCall C. The role of vitamin C in the treatment of pain: new insights. *J Transl Med.* 2017;15(1):77.

84. Schütz B, Krag W, Auhagen P. Morbus Alzheimer ist therapierbar (Teil 1). *OM & Ernährung*. 2019; 166: F9-F14.
85. Soininen H, Solomon A, Visser PJ, Hendrix SB, Blennow K, Kivipelto M, Hartmann T; LipiDiDiet clinical study group. 24-month intervention with a specific multinutrient in people with prodromal Alzheimer's disease (LipiDiDiet): a randomised, double-blind, controlled trial. *Lancet Neurol.* 2017;16(12):965–975.
86. Ngandu T, Lehtisalo J, Solomon A, Levälahti E, Ahtiluoto S, Antikainen R, Bäckman L, Hänninen T, Jula A, Laatikainen T, Lindström J, Mangialasche F, Paajanen T, Pajala S, Peltonen M, Rauramaa R, Stigsdotter-Neely A, Strandberg T, Tuomilehto J, Soininen H, Kivipelto M. A 2 year multidomain intervention of diet, exercise, cognitive training, and vascular risk monitoring versus control to prevent cognitive decline in at-risk elderly people (FINGER): a randomised controlled trial. *Lancet.* 2015;385(9984):2255–63.

REGISTER